妙食用物

王君 ／ 黄芳○编著

国医大师 李济仁○主审

治病百病用蜂蜜

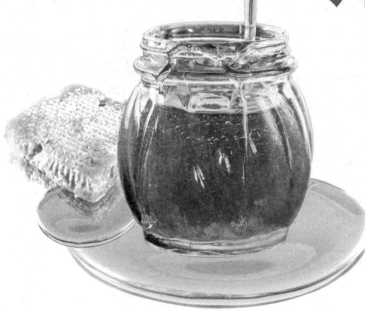

U0204420

中国科学技术出版社

·北 京·

图书在版编目（CIP）数据

妙用蜂蜜治百病 / 王君，黄芳编著 . —北京：中国科学技术出版社，2017.3
（2024.6 重印）
ISBN 978-7-5046-7344-2

Ⅰ . ①妙… Ⅱ . ①王… ②黄… Ⅲ . ①蜂蜜－食物疗法－验方－汇编 Ⅳ . ① R247.1

中国版本图书馆 CIP 数据核字（2016）第 312193 号

策划编辑	焦健姿　王久红
责任编辑	焦健姿　黄维佳
装帧设计	华图文轩
责任校对	龚利霞
责任印制	徐　飞

出　　版	中国科学技术出版社
发　　行	中国科学技术出版社有限公司
地　　址	北京市海淀区中关村南大街 16 号
邮　　编	100081
发行电话	010-62173865
传　　真	010-62179148
网　　址	http：//www.cspbooks.com.cn

开　　本	850mm×1168mm　1/24
字　　数	88 千字
印　　张	6.5
版　　次	2017 年 3 月第 1 版
印　　次	2024 年 6 月第 7 次印刷
印　　刷	河北环京美印刷有限公司
书　　号	ISBN 978-7-5046-7344-2/R・1972
定　　价	39.00 元

活 学 巧 用 食 材　　妙 治 各 科 百 病

《食物妙用系列丛书》（典藏版）
丛 书 编 委 会

主　审	国医大师　新安　李济仁
主　编	王惟恒　李艳
副主编	杨吉祥　张卫阳　王君
编　委	王　君　王　芳　王惟恒　李　艳
	张卫阳　汪　文　杨吉祥　胡　芳
	黄　芳　董海燕　谭洪福

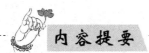 内容提要

　　蜂蜜自古就被视为长寿食品，具有护肤美容，抗菌消炎，提高免疫力，改善睡眠，保肝养胃，抗疲劳，润肺止咳，润肠通便，促进长寿等多方面的功效。

　　本书分上、下两篇，上篇"蜂蜜妙用纵横谈"介绍了蜂蜜及其相关产品的性味、功效及食养常识等；下篇"巧用蜂蜜治百病"介绍了多种疾病的蜂蜜疗法，列举了数百种巧用蜂蜜防病治病良方，凸显"简、便、廉、验"之特色，对于每一个家庭都非常实用，实为广大读者防病强身、康复养生的良师益友。

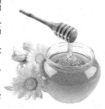

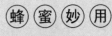

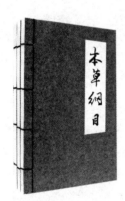

近年，有营养专家在推荐每天宜吃的六种食物（生姜、大蒜、蜂蜜、花生、大枣、大葱）中，蜂蜜就是其中之一。为什么蜂蜜在日常饮食保健中如此重要呢？简而言之，其原理就在于蜂蜜有润、通、补、养四个方面的功效，既能润肠通便、润通五脏，又能养阴润肺、滋养心脾。有一则养生谚语说得好："通则不病，病则不畅。通则寿，畅则康。通畅寿而康，不通不畅不健康。蜂蜜保持大便通，润养五脏永和畅"。又有谚语谓："若要容颜好，常得蜂蜜人姣好；若要人不老，常食蜂蜜青春葆。"这正是人们喜爱蜂蜜之甘润，乐于享受甜蜜健康生活之缘故。

《妙用蜂蜜治百病》由于内容丰富，切合实用，联系生活实际，有益于养生保健、防病治病，因而受到广大读者的喜爱。许多读者在阅读本书后，认为是书寓知识性、科学性、实用性和可操作性于一体，诚为居家日常防病、祛病、健身、保健的良师益友，同时，也有读者朋友提出一些很好的修订意见。为此，我们在中国科技出版社的精心指导和大力支持下，对本书进行了再一次修订。

在本次修订中，笔者根据读者反馈的宝贵意见，突出了简、便、廉、验的特色，特别是对原版下篇"巧用蜂蜜治百病"的内容作了大量更新。所选验方力求方出有据，疗效可靠，取材容易，价格低廉，便于家庭操作，让蜂蜜真正发挥有病治病、无病强身的功效。我们同时冀希望于让这本书走进每一个拥有甜蜜生活的健康家庭，让更多的读者受益于蜂蜜妙用。

编　者

丁酉年初春

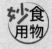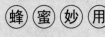
前　言

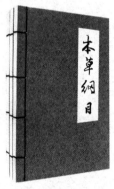

　　蜂蜜是工蜂采花蜜在巢中酿成。根据采蜜季节不同而有春蜜、夏蜜、冬蜜之分，以冬蜜质量最好。采自野外（如树上、岩洞等）者称为野蜂蜜，又称石蜜或岩蜜，质量最好，但产量有限，因而市面上见到的多是人工养蜂所取的蜂蜜。蜂蜜对人体健康的好处早已为人们认识。《神农本草经》把蜜列为有益于人的上品，古希腊人认为，蜂蜜是"天赐的礼物"。而印度的《吠陀经》则说蜂蜜可益寿延年。我国梁代名医陶弘景说："道家之丸，多用蜂蜜，修仙之人，单食蜂蜜，谓能长生。"这种说法虽有夸张之嫌，但仍能说明蜂蜜在营养及医疗上的作用。

　　蜂蜜自古就被视为长寿食品，具有护肤美容，抗菌消炎，促进组织再生，促进消化，提高免疫力，改善睡眠，保肝养胃，抗疲劳，促进儿童生长发育，保护心血管，润肺止咳，润肠通便，促进长寿等多方面的功效。

蜂蜜有较高的药用价值，对肝炎、脂肪肝、胃及十二指肠溃疡、高血压、肺结核、神经衰弱等均有一定的疗效。在中医临床上，蜂蜜应用也非常广泛，对于肺燥咳嗽、肠燥便秘、胃脘疼痛、鼻渊、口疮、汤火烫伤、乌头中毒等病症，内服、外用疗效均佳。蜂蜜还是中医配制蜜丸的主要原料，在具有滋补作用的丸剂、膏滋等药品里，蜂蜜几乎都是不可或缺的。

蜂蜜系列的其他产品也有一定的药用价值。如蜂王浆富含蛋白质，并含有 B 族维生素和乙酰胆碱等，现代中医学称其功效为"滋补、强壮、益肝、健脾"，堪称补益药中的珍品。再如蜂胶润肤生肌，消炎止痛；蜂蜡有收涩、敛疮、生肌、止痛和调理作用；蜂巢有祛风、攻毒、杀虫、止痛及抗过敏作用，是临床上常用的中药。

本书分上、下两篇，上篇"蜂蜜妙用纵横谈"介绍了蜂蜜的性味、功效及食养常识等；下篇"巧用蜂蜜治百病"介绍了多种疾病的蜂蜜疗法。本书列举了数百种巧用蜂蜜防病治病良方，凸显"简、便、廉、验"之特色，对于每一个家庭都非常实用，实为广大读者防病强身、康复养生的良师益友。

编　者

癸巳年初春

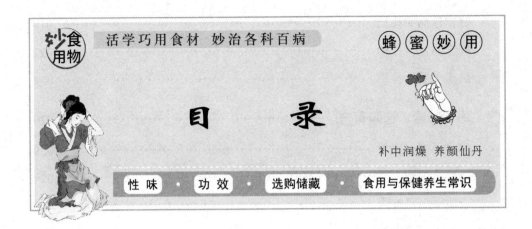

活学巧用食材 妙治各科百病

蜂 蜜 妙 用

目 录

补中润燥 养颜仙丹

性 味 · 功 效 · 选购储藏 · 食用与保健养生常识

上篇 蜂蜜妙用纵横谈

下篇　巧用蜂蜜治百病

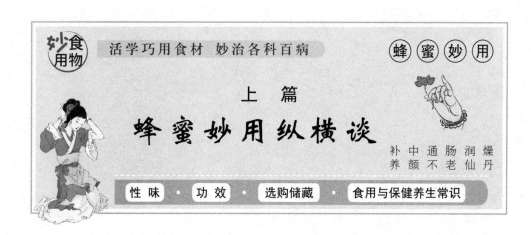

活学巧用食材　妙治各科百病

蜂 蜜 妙 用

上 篇
蜂蜜妙用纵横谈

补中通肠润燥
养颜不老仙丹

性味 · 功效 · 选购储藏 · 食用与保健养生常识

【医家论述】

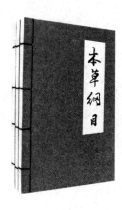

◎ 蜂蜜其入药之功有五：清热也，补中也，润燥也，解毒也，止痛也。生则性凉，故能清热；熟则性温，故能补中；甘而平和，故能解毒；柔而润泽，故能润燥；缓可去急，故能止心、腹、肌肉、疮疡之痛。

——明·李时珍《本草纲目》

上篇

蜂蜜妙用

纵　横　谈

蜂蜜——传说中的不老仙丹

蜂　蜜

【释名】蜂蜜是昆虫蜜蜂从开花植物的花中采得的花蜜在蜂巢中酿制的蜜。又名石蜜、石饴、食蜜、蜜、白蜜、白沙蜜、蜜糖、沙蜜、蜂糖。

【性味归经】味甘，性平。入脾、胃、肺、大肠经。

【功效主治】调补脾胃，缓急止痛，润肺止咳，润肠通便，润肤生肌，解毒。主治脘腹虚痛、肺燥咳嗽、肠燥便秘、目赤、口疮、溃疡不敛、风疹瘙痒、水火烫伤、手足皲裂。

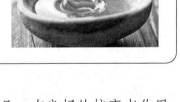

【用法用量】内服：冲调，15 ～ 30 克；或入丸剂、膏剂。外用：适量，搽敷。

【禁忌】痰湿内蕴、中满痞胀及大便不实者禁服。

蜂蜜是人类传统而古老的天然营养保健品，有良好的抗衰老作用，常食蜂蜜能健身强智，延缓衰老，延年益寿。公元前 2 世纪至公元前

妙用蜂蜜治百病
补中通肠润燥 养颜不老仙丹

1世纪成书的《神农本草经》说它"安五脏诸不足……止痛解毒，除众病，和百药。久服强志轻身，不饥不老"。《西京杂记》有"南越王献高帝石蜜五斛"的记载，说明早在周代时就有人将蜂蜜当作贡品敬献给武王，足以表明我们的祖先早就认识到了蜂蜜的珍贵。南北朝时期著名医学家、养生家陶弘景（公元452—536年）在《名医别录》中谈到蜂蜜时说，蜂蜜久服能"延年神仙"，还说："道家之丸，多用蜂蜜，修仙之人，单食蜂蜜，谓能长生。"并擅长用蜂蜜等进行保健，"年逾八十而壮容"。唐代著名医学家孙思邈（581—682年）讲究食疗，注意补益，开营养食疗之先河，以蜂蜜酿酒健身治病，老而不衰，年逾百岁，医学巨著——《千金翼方》就是他百岁时写成的。

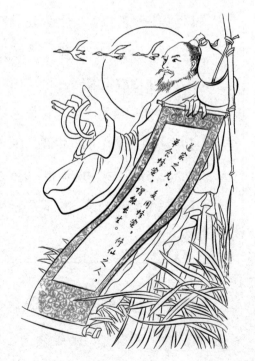

据文献记载，国外许多名人学者，依靠经年不绝地服食蜂蜜而延长了寿限。如古希腊的希波克拉底（享年107岁），原子能理论创始人德莫克里特斯（享年100多岁），古希腊诗人阿那克里昂（享年115岁），罗马元老议员波里厄斯·罗

米里厄斯（享年 100 多岁），近代的缪尔巴赫尔（享年 120 岁）和苏联养蜂人邦达伦科（享年 120 岁）……，都活到百岁以上高龄。苏联学者曾调查了 200 多名百岁以上的老人，其中有 143 人为养蜂人，证实他们长寿与常吃蜂蜜有关。又据清朝盛京内务府上三旗《打蜜养蜂户口册》考证，生产蜂蜜的蜜户家庭中高寿老人占较高的比例，仅乾隆二十四年镶黄旗共 169 个蜜户家庭中，70—88 岁的高寿老人就有 57 名，平均每 3 户就有 1 名 70 岁以上的高寿老人。光绪二年镶黄旗共 234 个蜜户家庭中，70—116 岁的高寿老人就有 161 名，平均 1.5 户就有 1 名高寿老人。光绪二年在开原（现辽宁开原）夹拉沟居住的 2 个蜜户家庭中 3 口人，朱进立 101 岁，朱妻 101 岁，钟氏 76 岁；居住在开原嘎什伙的蜜户朱进虎 106 岁，妻扈氏 99 岁；居住开原大孤家子的蜜户方小成母亲 87 岁，祖母 116 岁，另一家蜜户徐氏 107 岁。须知，在当时人们生活条件较差，人的平均寿命不高（18 世纪人均寿命 36 岁，19 世纪人均寿命 40 岁）的情况下，特别是养蜂户属于下层百姓，生活条件非常低劣，在他们家族中出现多于一般百姓的高寿老人，确实与常食蜂蜜有密切关系。

蜂蜜的药用价值，明·李时珍《本草纲目》指出，蜂蜜入药，功用有五："清热也，补中也，解毒也，润燥也，止痛也。"据分析，蜂蜜含有葡萄糖、果糖、淀粉酶、过氧化氢酶、苹果酸、酒石酸、柠檬酸、乳酸、草酸等，还有蛋白质类、多种维生素、多种微量元素（镭、锌、锰、锂等），以及叶绿素的衍生物等。其所含的生物活性物质对人体健康尤有裨益。现代研究表明，蜂蜜之所以能抗衰老、延年益寿，其作用机制主要如下。

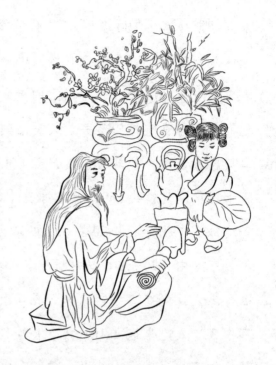

蜂蜜能间接刺激松果体，延缓衰老

动物实验和临床验证，认为松果体是调节人体功能的最高主宰者之一。松果体能维持体内其他激素的正常水平和调节它们的正常循环；松果体又是神经内分泌的换能器官，一旦受到蜂蜜的刺激，就能迅速分泌激素，调节机体的生理活动。研究表明，人体的新陈代谢、肝脏、肾脏、心脏、血压和自主神经系统都受激素的控制和调节，也就是说蜂蜜既间接地控制人体的内分泌系统、代谢系统、免疫系统，又能抗脂质过氧化、减弱人体的应激反应，这些反应相互配合，共同维持人体内环境的稳定，从而达到健康长寿的目的。研究还表明，老年人的松果体逐渐萎缩，分泌功能逐渐减弱，如果每晚睡前服用蜂蜜，蜂蜜间接刺激松果体使其分泌激素等，就能延缓衰老，恢复青春。

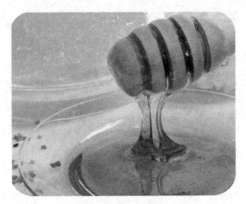
■ 蜂　蜜

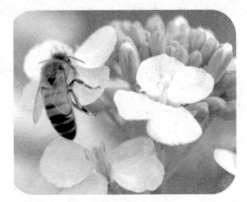
■ 蜜蜂采花粉

蜂蜜能清除自由基，抗癌防衰

自从英国学者哈曼 1954 年首次提出衰老的自由基学说以来，至今有关衰老的学说几乎都与自由基学说有关，研究衰老与自由基关系的学者们普遍认为，衰老主要是由体内过多的自由基氧化作用所致，自由基是导致人体衰老的元凶。现代研究表明，蜂蜜有清除自由基的作用，美国伊利诺斯州立大学的昆虫学家布林伯教授对蜂蜜进行化验学分析后发现，蜂蜜中含有数量惊人的抗氧化剂，能清除人体内的自由基，起到抗癌、防衰老的作用。研究表明，蜂蜜中所含维生素 C、维生素 E、黄酮类及酚类物质、超氧化物歧化酶等具有抗氧化性，清除人体代谢过程中过多的自由基。因此，蜂蜜是清除自由基、维持健康和抗衰老的理想营养保健品，食用蜂蜜可以延缓人体衰老。

蜂蜜能调节免疫功能，增强机体抗病力

现代医学科学发现，免疫是一个与衰老有着密切关系的因素，免疫功能减退是衰老的最重要原因之一。而蜂蜜在免疫功能上有双向调节作用，既可增强机体免疫力，又可调节平衡免疫水平。据报道，慢性支气管炎患者服用蜂蜜，血中免疫球蛋白 A（IgA）水平有所提高，细胞免疫水平有所增高，感冒概率明显降低；肿瘤患者服用蜂蜜，血液中免疫球蛋白 G（IgG）水平与对照组相比明显提高。Abnharfeil 等（1999）报道，蜂蜜可刺激 B 淋巴细胞和 T 淋巴细胞增殖，激活中性粒细胞。保加利亚毒素医学家亚·莫诺夫教授（2001）提出，以饮食疗法——蜂蜜食疗是预防生物武器侵袭人体的有效方法。他经过研究和试验得出结论，人们每天早、晚两次食用加蜂蜜的浓度较高的酸牛奶，可以大大增强体内的生物免疫能力。由此可见，蜂蜜是调节和增强机体免疫功能的

保健品；能有效地防止老年病的发生和延缓衰老。

蜂蜜中含有大量糖类、维生素和人体所必需微量元素，服用后能直接为机体吸收利用，促进机体受伤组织的修复，使体重增加。所以说蜂蜜是一种能使身体健壮的特殊滋补品。

蜂蜜能调节酸碱平衡，防病益寿

酸碱平衡是机体内环境稳定的重要因素之一。正常人体内的酸碱度（pH）相对稳定，血液 pH 为 7.35 ～ 7.45，尿液 pH 为 6.5 左右。目前人们面临的一个较普遍的健康问题——酸性体质。当今许多慢性病、癌症及亚健康状态都与体质有关，所以医学界早就有"酸性体质是百病之源"的提法。这主要是由于人们生活水平的提高，动物性食品和蛋类等食物摄入量大幅度上升，这些酸性食物在体内代谢后产生乳酸、尿素等酸性产物。因此，长期过量摄入酸性食物或摄入碱性食物过少，使体内酸碱平衡失调，久而久之便呈现酸性体质。蜂蜜中含有多量碱性无机盐，属于碱性食品，这一成分是一种潜在的缓冲因子，服用后能中和体内酸性代谢产物，从而起到调节体内酸碱平衡、调节新陈代谢的作用，避免引起酸性体质，防止疾病发生，有利于防病益寿和延缓衰老。

蜂蜜能防治多种疾病，祛病延年

蜂蜜能抗衰老、延年益寿，与它特有的成分及独特的医疗保健作用密不可分。蜂蜜所含丰富的葡萄糖、果糖及其聚合物——蜂蜜多糖，能增强机体免疫功能，防治疾病、抗衰老；类 γ - 氨基丁酸（1 克蜂蜜中含 1.5 毫克）通过间脑作用，防止动脉硬化和老化现象；类似唾液腺激素的物质，具有防止衰老和返老还童的作用；抗氧化物质，能清除自由基，达到抗癌、防衰老的目的；蔗糖酶、淀粉酶、葡萄糖转化酶、过氧化氢酶等酶类，可以增加食欲和帮助消化；乙酰胆碱和大量的胆碱，有增加食欲和保护大脑的功能，增强记忆力和防止老年性痴呆；种类繁多的微量元素对于提高人体体质和防治疾病有明显作用；多种维生素能增强人体免疫功能，防止心血管疾病。蜂蜜还有较强的抗真菌作用，是一种较好的抗菌解毒药。蜂蜜对肝炎、脂肪肝、胃及十二指肠溃疡、高血压、肺结核、神经衰弱等均有一定的疗效。在中医临床上蜂蜜应用广泛，对于肺燥咳嗽、肠燥便秘、胃脘疼痛、鼻渊、口疮、汤火烫伤、乌头中毒等病症，内服外用均佳，常服可延年益寿。由于蜂蜜对老年人多发病、常见病有预防和治疗作用，所以老年人常服蜂蜜可抗衰老，延年益寿。

常食蜂蜜，美容减肥

 ## 蜂蜜美容与美容妙方

　　蜂蜜是最理想的天然美容剂。早在 1700 年前，我国已开始用蜂蜜护肤美容，晋代郭璞在《蜜蜂赋》中记载"灵蛾御之以艳颜"，即是指晋代女子直接用天然蜂蜜抹面以美容。南北朝百岁名医甄权在《药性论》中记载"蜂蜜常服面如花红"。在唐代，有一则广泛流传的故事：唐玄宗李隆基的女儿永乐公主面容干瘪、肌肤不丰，后因战乱避居陕西，常以当地新产的桐花蜜泡茶饮用，3 年后她竟出落得丰美艳丽、风姿绰约，判若两人。后来人们发现，桐花蜜能使"老者

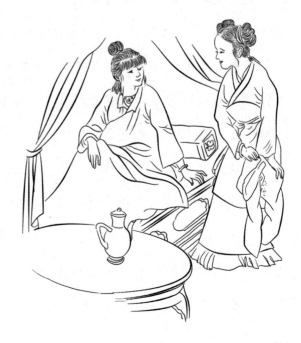

复少，少者增美"，具有补髓益精、明目悦颜的功效。

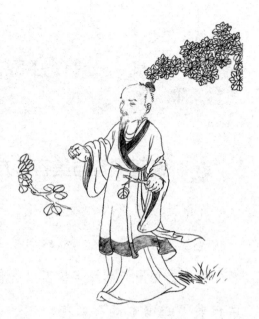

现代研究表明，内服或外用蜂蜜，都可改善人体的营养状况，促进皮肤新陈代谢，增强皮肤活力和抗菌力，减少色素沉着，防止皮肤干燥，使肌肤柔软、洁白、细腻，并可减少皱纹和防治粉刺等皮肤疾病，能有效养颜美容。世界著名影星索非亚·罗兰年过花甲时，仍身材匀称，行动敏捷，肌肤柔嫩而光泽，风韵犹存。不少影迷和"追星族"，尤其是年过半百的女士们，都千方百计探索她保持青春活力的养颜秘诀。她在介绍自己的养颜秘方时说：我的秘方就是"运动＋花蜜"。

蜂蜜是可以食用的美容剂，其美容效果好，并且历史悠久。现代研究表明，蜂蜜的营养成分全面，食用蜂蜜可强健体质、美化容颜，符合"秀外必先养内"的美容理论。特别是蜂蜜有很强的抗氧化作用，能清除体内"垃圾"——氧自由基，因而有葆青春、抗衰老、消除和减少皮肤皱纹及老年斑的作用，使人显得年轻靓丽。因此，每日早、晚各服天然成熟蜂蜜 20～30 克，温开水冲服，就可增强体质，修容养颜，使女士们更健康美丽。

■ 蜂蜜醋饮润泽肌肤

◎ 蜂蜜和醋各 1～2 汤匙，用温开水冲服，每日 2～3 次，按时服用。长期坚持，能使粗糙的肌肤变得细嫩润泽。

■ 蜂蜜黄瓜面膜美白除皱

◎ 鲜黄瓜汁 30 毫升，奶粉 2 茶匙（约 5 克），蜂蜜 15 克，风油精 2 滴。取鲜黄瓜汁加入奶粉、蜂蜜、风油精调匀后涂面部，并用手指轻轻按摩 5 分钟，20～30 分钟后洗净。功效：有润肤、增白、除皱之效。

■ 蜂蜜番茄面膜美白除皱

◎ 先将番茄压烂取汁，加入适量蜂蜜和少许面粉调成膏状，涂于面部，保持 20～30 分钟，能使皮肤滋润、白嫩、柔软，长期使用还可祛斑除皱和治疗皮肤痤疮等。

■ 蜂蜜白芷面膜去斑美白

验方 1　白芷白附蜜

◎ 白芷 10 克，白附子 10 克，蜂蜜 1 汤匙，水适量。将白芷、白附子共研制成细末,加水和蜂蜜调匀敷面,20分钟后洗净。有祛皱、消斑、增白作用,适用于面部色素沉着或黄褐斑患者。

验方2 白芷蛋黄蜜

◎ 白芷6克,蛋黄1个,蜂蜜1大匙,黄瓜汁1小匙,橄榄油3小匙。

用法:先将白芷研末,装在碗中,加入蛋黄搅匀;再加入蜂蜜和黄瓜汁,调匀后涂抹于脸上,约20分钟后,再用清水冲洗干净。脸洗净后,用化妆棉蘸取橄榄油,敷于脸上,约5分钟。然后再以热毛巾覆盖在脸上,此时化妆棉不需拿掉。等毛巾冷却后,再把毛巾和化妆棉取下,洗净脸部即可。

■ 蜂蜜双仁面膜去斑滋养

◎ 冬瓜子仁、桃仁各15克,晒干后磨成细粉,加入适量蜂蜜混合成黏稠膏状。每晚睡前涂在斑点上,第2天早晨洗净。使用3周后,斑点就会逐渐变淡。治疗期间,要注意防晒。

按:冬瓜仁内含脂肪油酸、瓜氨酸等成分,有淡斑功效。桃仁有丰富的维生素E、维生素B_6,不仅能帮助肌肤抗氧化,而且能减少紫外线对皮肤的伤害。蜂蜜的保湿效果和滋养的功效,让面膜的效果更佳。

■ 红酒蜂蜜面膜美白滋养

◎ 将 1 小杯红酒加 2～3 勺蜂蜜调至浓稠的状态后，均匀地敷在脸上，八分干后用温水洗干净。注意：对酒精过敏的人慎用！

按：红酒中的葡萄酒酸即果酸，能够促进皮肤角质细胞的新陈代谢，淡化色素，让皮肤更白皙光滑。而蜂蜜具有保湿和滋养的功效。

■ 蜂蜜甘油面膜补水滋养

◎ 蜂蜜 1 勺，甘油 1 勺，对 2 勺水，充分混合，即成面膜膏，使用时轻轻涂于脸部和颈部，形成薄膜。敷面 20～25 分钟后，小心将面膜去掉即可。这种面膜可用于普通或干燥性衰萎皮肤。每周 1～2 次，30～45 天为 1 个疗程。

■ 蜂蜜珍珠粉面膜光润面容

◎ 准备 1 个干净的小瓶子，倒入大半瓶珍珠粉，再缓缓倒入蜂蜜，边倒边搅拌，使蜂蜜和珍珠粉充分混合。注意蜂蜜不要倒得过多，调成糊状即可。这样面膜就做好了。用法：使用前，先用温水把脸洗净，然后用小棉签蘸上调好的面膜，均匀涂在脸上。不要太厚，薄薄一层即可，过 15～30 分钟后洗掉。可以使脸光滑，有光泽。

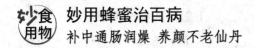
■ 蜂蜜柠檬面膜防晒护颜

◎ 生鸡蛋1枚，蜂蜜1小匙，柠檬半个，面粉适量。混合后搅拌成膏状，敷面15～30分钟后，用温水洗净。坚持使用有较显著的防晒作用。

■ 蜂蜜敷面美容养颜

◎ 蜂蜜能供给皮肤养分，并能保持肌肤弹性，因此也被称为"营养敷面"。将蜂蜜加在面粉或麦粉之中，搅拌成糊状。洗完脸后敷在脸部，约过30分钟后用温水洗净即可。因蜂蜜中有异味，可适当加入几滴柠檬汁减少味道。

■ 蜂蜜酸奶面膜收敛毛孔

验方1　蜂蜜牛奶柠檬汁

◎ 蜂蜜、酸牛奶、柠檬汁各100毫升，加5粒维生素E调匀。敷面15分钟后用清水洗净。此法可促进表皮死细胞脱落、新细胞再生，从而达到健美皮肤的目的。

验方2　蜂蜜酸奶

◎ 蜂蜜和酸奶以1∶1的比例拌在一起。涂在面部15分钟，然后用清水洗去即可。此款面膜可收敛毛孔。

蜂蜜减肥与减肥秘方

蜂蜜是一种天然营养品，性和、润肺润肠。蜂蜜不但可以燃烧人体能量的优质糖分、维生素以及矿物质等，而且可以消除人体内垃圾，使人体恢复原来的新陈代谢功能，改善便秘，平衡血糖。可谓是物美

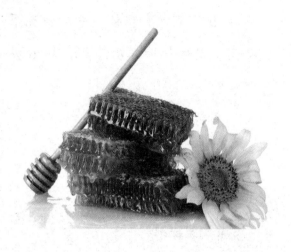

价廉的减肥食品，对因便秘而引起肥胖的人特别有效。

同时，蜂蜜有解毒、抗菌、消炎、滋润、防腐、保护创面、促进细胞再生和渗液吸收的诸多功能。因蜂蜜含有丰富的葡萄糖、蛋白质、维生素、有机酸、氨基酸和花粉等营养成分，热量又很低，不仅有利于增强肝脏解毒能力，而且有利于强健胃部、帮助消化等。令众多热衷于美容的人士欢颜的是：蜂蜜的热量十分低。

早上喝一大杯温蜂蜜水，即可以"唤醒"大肠小肠，也可以将一晚上所沉积的毒素排出体外，换得神清气爽。下面就介绍一种用蜂蜜瘦身美体方法。

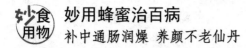

■ 蜂蜜白醋减肥茶

◎ 在日常饮食规律不变的情况下，将蜂蜜和白醋以 1 ：4 的比例食用。具体饮用方法：早餐前 20 分钟空腹喝或者中餐和晚餐后立刻喝。

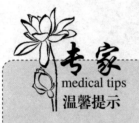

专家
medical tips
温馨提示

挑选白醋时要选择由粳米、高粱、黄豆等加工而成的，尽量避免含有化学添加剂的。同时不建议使用果醋，因为果醋是保健醋，相对于减肥就逊色些。同时，蜂蜜和白醋的比例可以根据个人需要调整。

上篇

蜂蜜妙用
纵　横　谈

蜂蜜美食，琳琅满目

蜂蜜，属于饮品？属于药剂？还是调味食材？其用途之广，令我们无法界定。它味美甘甜，功用如药，如同老友一般亲切，一直伴随在我们的身边。

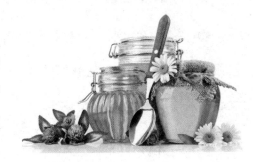

蜂蜜饮品大排档

■ 蜂蜜橘子茶

◎ 橘子 200 克，蜂蜜（槐花蜜）100 毫升，糖桂花 20 毫升。做法：将橘子剥成小瓣，去除白膜，放入罐子中。将蜂蜜与糖桂花混合在一起，再倒入罐子中，密封腌制 5 天。取出适量，冲水饮用即可。

■ 山楂蜂蜜茶

◎ 山楂片 20 克，蜂蜜 20 克。制法：将鲜山楂切成薄片，晒干或烘干，放入砂锅，加水煎煮30分钟，过滤取汁，兑入蜂蜜，搅拌均匀即成。效用：消积化瘀,活血降压。主治各种类型高血压,对合并冠心病、高脂血症者尤为适宜。服用时间：早、晚分服。

■ 柠檬蜂蜜茶

◎ 蜂蜜100克,柠檬1个。用法：将柠檬榨汁，溶解在800毫升温水中，然后与100克蜂蜜混合，此为1天的服用量。主要用于医治流行性感冒或普通型感冒。

■ 三汁饮

◎ 山楂10枚,西瓜皮50克,鲜藕50克,蜂蜜适量。制法：山楂去核，洗净，放入碗中待用。鲜藕、西瓜皮分别去外皮，切成小块，入沸水中焯一下。将山楂、鲜藕、西瓜皮榨成汁，倒入杯中，加入蜂蜜调匀饮用。

■ 蜂蜜柚子茶

◎ 柚子500克（连皮带瓤），白糖100克（最好用蔗糖），蜂蜜250克（最好用洋槐花蜜等香味较淡的蜜,不推荐用桂花蜜）,玻璃瓶（可容纳1000毫升的最好，用水煮沸消毒5分钟，待用）。做法：①将柚子在热水中浸泡 5 分钟左右，并洗净擦干。热水控制在 65℃ 左右，感觉比较热但不烫手就行，浸泡可以使表皮毛孔充分张开，方便洗净、削皮及腌制。②用刀将最外面那层黄绿色的皮薄薄地刮下来，尽量薄一些，少带里面的白瓤，否则会很苦。将柚子皮切成细丝，越细越好。然后放点盐腌一下，这是柚子祛痰镇咳的精髓。③将果肉剥出，去除核及薄皮，用勺子捣碎或者用手瓣碎。④将柚子皮、果肉和冰糖放入干净的锅中（最好用不粘锅），加一碗水同煮，用大火煮到开锅时，改为小火，熬至黏稠、柚皮金黄透亮即可。期间要经常搅拌，以免粘锅，大约要 1 小时，用勺子只能捞起少量汁的时候停火，晾凉。⑤待黏稠的柚子汤汁冷却一下，达 65℃ 左右时，放入蜂蜜搅拌均匀（一定要等柚子糊放凉后再拌入蜂蜜，否则高温容易破坏蜂蜜中的营养物质）。装入准备好的空瓶中，放冰箱冷藏 1 周左右就可以食用了。冷藏放置的时间越长，口感就越好。⑥冲调的时候最好用温水，这样不会破坏原有的营养成分。也可以当果酱来吃，别有一番风味。

　　按：蜂蜜柚子茶不仅味道清香可口，而且可谓是一款有美白祛斑、嫩肤养颜功效的食品。蜂蜜中含有的 L- 半胱氨酸具有排毒作用，经常长暗疮的人服用能有效缓解皮肤疾病，具有一定的祛斑效果。柚子含维生素 C 比较高，有一定的美白效果。蜂蜜柚子茶能将这两种功效很好地结合起来，经常食用可以清热降火，嫩白皮肤。尤其适合天天面对电脑的辐射，皮肤遭受辐射损伤、气色暗淡的白领女性。蜂蜜柚子茶，在日本和韩国，一直被称为"黑色素斩草除根"的食品。因为色斑的根源藏在肌肤深层，要想彻底消除黑斑，就要消除细胞变黑的因素。而维生素 C 与 L- 半胱氨酸这两种成分如果能联手，就能深入肌肤根源，这样就可以从本质上美白祛斑了。依靠食物来实现美白效果比用化妆品更有效。化妆品只是使色斑暂时变淡，效果也比较有限。然而，这种健康的养生茶，则能斩断黑色素的根，这样的美白效果才会更长久。

蜂蜜甜点大排档

■ 蜜汁梨球

◎ 黄梨 500 克，蜂蜜 100 克，白糖 200 克，鸡蛋清、淀粉、面粉各适量。制法：梨去皮去核，切成丝，加鸡蛋清、淀粉、面粉调匀，制成丸子。将梨丸放入 5 成热油锅中炸至金黄色捞出。沥油，炒糖色，加清水、白糖、梨球，用慢火收汁。浓稠时放入蜂蜜，再浇上明油装盘即成。既可当点心，又是润肺化痰止咳的佳品。

■ 蜜汁红薯

◎ 红薯 1000 克，蜂蜜 200 克，冰糖 125 克。制法：①选用橘黄心红薯（甘薯）洗净去皮，切削成两头尖的橄榄形。②砂锅用竹箅子垫底，加水 200 毫升，置中火上，投入冰糖熬煮。③冰糖熬化后随即放入红薯、蜂蜜烧煮。④待烧开后撇去浮沫，移到小火上焖 1 小时，待汤汁浓稠时，先把红薯一个个摆在盘里，拼成花朵形，再浇上原汁即成。

按：红薯即甘薯，烹调此甜品时选用红心薯。红薯味道甜美，营养丰富，又易于消化，可提供大量热能，有的地区把它作为主食。红薯含有独特的生物类黄酮成分，这种物质既防癌，又益寿，能有效抑制乳腺癌和结肠癌的发生。另外，红薯对人体器官黏膜有特殊的保护作用，可抑制胆固醇的沉积，保持血管弹性，防止肝肾的结缔组织萎缩，防止胶原病的发生。同时它还是一种理想的减肥食品。它的热量比粳米低，而且因为其富含丰富的膳食纤维，所以具有减少糖分转化为脂肪的特殊功能。

■ 蜂蜜雪梨羹

◎ 雪梨 2 个，蜂蜜 30 克。制法：将雪梨洗净切块。准备炖盅，放入雪梨块、蜂蜜及凉白开水。将炖盅放入蒸锅中，隔水炖 30 分钟即可。

按：蜂蜜味甘、性平，自古就是排毒养颜的佳品，含有多种人体所需的氨基酸和维生素。常吃蜂蜜不但有通便之效，能够排除毒素，还对防治心血管疾病和神经衰弱等病症有一定效果。

■ 蜂蜜西多士

◎ 切片吐司面包、鸡蛋、牛奶、蜂蜜各适量。制法：把吐司面包的边儿切掉，并把吐司面包切成2个三角形。接着打1枚鸡蛋，加入少量的牛奶，打均匀（一枚鸡蛋加3勺牛奶可配2片吐司面包）。将吐司片完全浸泡在鸡蛋液中2分钟。热油，油热后转小火，然后将吐司片的两面都煎1分钟后装盘。根据个人口味，选择将吐司的表面均匀涂抹蜂蜜、果酱或炼乳。这道小甜品叫西多士，非常适合做早餐或者餐前甜品。

蜂蜜美餐大排档

■ 蜜汁小排

◎ 猪肋排500克，姜2片，大葱1段，八角1枚，肉桂1片，酱油30毫升，绍酒20毫升，蜂蜜20毫升（枣花蜜）。做法：将肋排剁成小块，放入油中炸上色，捞出待用。在锅中爆香姜片、大葱、八角和肉桂，再放入肋排翻炒片刻。在锅中调入绍酒、酱油和适量水，大火烧沸后转小火慢慢烧煮，至汤汁渐稠。最后放入蜂蜜混合均匀即可。

■ 柠檬蜂蜜鲑鱼排

◎ 鲑鱼500克（切成4片），蜂蜜6汤匙，酱油3大匙，柠檬1个（榨汁），麻油5克，辣椒粉、黑胡椒粉各少许。制法：混合所有调味料（主料鲑鱼除外）做成腌汁；加入鱼肉，腌30分钟左右（请勿腌制太久，入味即可，因为柠檬汁会"煮熟"鱼肉，太久了鱼肉会老）。往不粘锅中放入少许油，鱼排先煎一面，略呈金黄后，再换另一面煎成金黄色。或者可将鱼排包在锡箔纸中，放入烤箱中烤6～8分钟。将腌料加热，煮沸。煎或烤熟的鱼排置于已热过的碟中，并淋上少许煮汁。在一旁置少许煮过的蔬菜或生菜配色即可。

■ 蜜汁葫芦

◎ 猪板油300克，蜂蜜约200克，青、红丝各15克，鸡蛋2枚。做法：将猪板油切成条，蘸上干淀粉，搓成圆条。面粉用温水和成面团，放开水烫一下后倒出，搅成团。再放开水烫一下后倒出，如此反复3次，然后磕入鸡蛋调成糊。将板油条上蘸匀鸡蛋面糊，入花生油锅中炸，呈葫芦状时捞出。蜂蜜熬至色深，放入"葫芦"，挂匀蜂蜜，装盘，撒上白糖和青红丝即成。

■ 蜜汁煎鸡翅

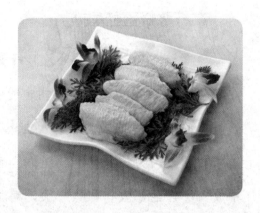

◎ 鸡翅中8个，蜂蜜2勺，花椒、黄酒、姜、酱油、盐各适量。做法：将鸡翅洗净，两侧切一刀，以帮助入味。烧一锅水，放2粒花椒、少许黄酒和生姜1片，烧沸后，下鸡翅氽去血沫，复洗，晾干。碗中加一点酱油、细盐、料酒、鸡蛋清、少量生粉、鸡精调和后，加入2勺蜂蜜拌匀成卤汁，然后把刚才氽过的鸡翅放入卤汁浸泡1小时，让卤汁完全被鸡翅吸收。接着将平底锅锅底垫上极薄的姜片、葱白结，倒上油，中小火烧热后，将鸡翅放入，每煎3分钟翻个面，10～20分钟可熟透。见鸡翅红亮，且用筷子能轻易插入，无血水涌出时，即可盛出装在盘中。洗净锅，放少量酱油，加蜂蜜、味精，略勾薄芡，趁热浇在鸡翅上，撒葱花增香。

■ 蜂蜜苦瓜

◎ 苦瓜3条，蜂蜜50克，冰块100克。做法：将苦瓜洗净，用削皮器削成薄片。苦瓜片加冰块放入保鲜盒，冷藏1小时。取出苦瓜入盘，浇上蜂蜜即可。蜂蜜苦瓜爽口清凉，是夏季消暑的好食品。

■ 蜂蜜泡蒜

◎ 大蒜和蜂蜜。制法：先把大蒜放微波炉中加热1～2分钟，或者用开水烫5分钟左右，然后再用蜂蜜泡1周左右即可食用。倒入蜂蜜前，先将大蒜放入30%左右的盐水中浸泡一段时间，捞出后去除水分，以免造成大蒜腐烂，这样做出来的大蒜没有涩味，口感更好。食用时，可以用水将蜂蜜稀释后饮用，也可加入适量的柠檬汁调味。

按：蜂蜜中所含的矿物质和糖分和大蒜的营养成分结合起来，可增强肝脏功能。中国医师协会养生专业委员会常委刘健教授称，大蒜属于辛辣刺激性的食物，会刺激胃黏膜，吃过后还会引起口干，而蜂蜜具有健脾、和胃、养阴的作用。因此，食用蜂蜜浸泡过的大蒜，能弥补大蒜伤阴的缺点，还能更好地保护胃黏膜。

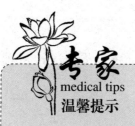

食用蜂蜜泡蒜的时间最好是晚饭后，因为在睡眠过程中营养成分会被有效吸收，也能减少大蒜对胃的刺激。值得注意的是，大蒜虽有杀菌的作用，正常人每天最多也只能吃 2～3 瓣，而肠胃不好的人每天只能吃 1/2 瓣左右。食用过多容易引起胃痛或腹泻等症状。肝、肾疾病患者在治疗期间应避免食用。韩国人吃饭离不开蒜。一项临床实验表明，大蒜能增强肝脏功能，30 位乙型肝炎患者坚持每天食用 9～10 瓣蒜，2～3 个月，肝病毒明显减少，病情也逐步好转。韩国人经常把大蒜和其他食物搭配起来食用，既改善了口感，又提高了大蒜的健康功效，而蜂蜜泡蒜可谓是最佳的黄金搭档。

巧识蜂蜜，选购有方

颜色不同差别大

蜜源不同，蜂蜜的颜色也不尽相同。通常，深色蜂蜜所含的矿物质比浅色蜂蜜所含的矿物质要丰富。如果你想补充微量元素，可适当选择深色蜂蜜，比如枣花蜜。质量好的蜂蜜，质地细腻、颜色光亮；质量差的蜂蜜，通常浑浊，且光泽度差。

研磨之中辨真假

购买乳白色或淡黄色的天然"结晶蜜"，可以将结晶挑出部分放在指尖研磨，真的蜂蜜结晶颗粒细腻，会完全融化；而假的蜂蜜结晶颗粒坚硬，会结成一团，指尖研磨后会留下不易融化的颗粒。

杂质多少可参照

蜂蜜中如有杂质，会影响蜂蜜的品质。因此，可把蜂蜜倒在透明的容器里，对着阳光看。如为玻璃瓶装蜜，直接观看就可发现杂质存

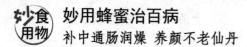

在的情况。应挑选清洁无杂质的蜂蜜。

倒置蜜瓶来观察

优质蜂蜜由于含水量低、质感黏稠。如果将密封的蜜瓶倒置，会发现封在瓶口处的空气很难上浮起泡。

入口来尝君便知

优质蜂蜜入口甜腻，掺假或劣质的蜂蜜后味微酸。

参照口味来选购

蜜源品种不同，蜂蜜口味也不尽相同。一般来说，蜜的颜色越浅，其味道也越清香。口味淡的人可选购槐花蜜、芝蜜、棉花蜜；口味浓者可选购枣花蜜、椴树蜜、紫穗槐蜜等。

气味不同蜜相异

真蜜甜香，不同的花蜜冲泡后可闻到特有的花香味。

黏稠度中有区别

纯蜂蜜较浓稠，用一根筷子或牙签插入其中提出后可见到蜜丝拉得长，断丝时回缩呈珠状；如蜂蜜含水量高，断丝时则无缩珠状或无拉丝出现。

瓶装蜂蜜细心选

消费者最好到正规商店购买经过检验的合格蜂蜜。购买时要注意标签上有无厂名、厂址、卫生许可证号、生产日期、保质期、产品质量代号等相关内容。不要随意到小摊上购买，以免买到掺假的蜂蜜。

散装蜂蜜请勿购

目前经常有一些卖散装蜂蜜的推销商贩出没在大街小巷，载着各色包装的蜂蜜，走小区、进大院、上公园，有的还送货上门。他们还打着各种旗号，什么"养蜂场""纯蜂蜜""自产自销"等，骗取消费者的信任。在当前假冒伪劣蜂蜜屡见不鲜的情况下，奉劝消费者千万不要在街边买，别花了买蜂蜜的钱买了糖水。

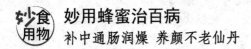

结晶蜂蜜可为真

针对消费者普遍存在的"蜂蜜结晶就是假蜜"的认识误区，中国农科院蜜蜂研究所蜂产品银川专卖店负责人高建辉提到，除了洋槐蜜、枣花蜜等少量不易结晶的蜂蜜，多数蜂蜜在气温低于13℃时都会出现结晶，这是一种正常的物理现象，结晶并不会影响蜂蜜的营养成分。当然，掺杂白砂糖的蜂蜜也会有明显结晶，辨别真假可以通过研磨结晶颗粒的方法。专家提醒，现在有些商家为了打消消费者购买的顾虑，通过高温加热破坏蜂蜜晶核来防止结晶，这样反而会破坏蜂蜜的营养成分。

科学食蜜，掌握宜忌

婴儿不宜食用蜂蜜

有些年轻父母喜欢在宝宝饮用的牛奶中添加蜂蜜。但是，国外有科学家发现，1周岁以下的婴儿食用蜂蜜及花粉类制品，可能因肉毒杆菌的污染，引起宝宝食物中毒。因为土壤和灰尘中往往含有被称为"肉毒杆菌"的细菌，蜜蜂在采取花粉酿蜜的过程中，有可能会把被污染的花粉和蜜带回蜂箱。微量的毒素就会使婴儿中毒，严重者先出现持续1～3周的便秘，而后会出现弛缓性麻痹、婴儿哭泣声微弱、吮乳无力、呼吸困难。而成年人却不会因此中毒。这是因为肉毒毒素在肉毒杆菌繁殖过程中产生的，成年人抵抗力强，可抑制肉毒杆菌的繁殖。婴儿由于肠道微生物生态等平衡不够稳定，抗病能力差，致使食入的肉毒杆菌容易在肠道中繁殖，并产生毒素从而引起中毒。

选择合适时间服用蜂蜜

蜂蜜的食用时间大有讲究，一般在饭前1～1.5小时或饭后2～3

小时食用比较适宜。但对有胃肠道疾病的患者来讲，则应根据病情确定食用时间，以利于发挥其医疗作用。如在饭前 1.5 小时食用蜂蜜，它可抑制胃酸的分泌；如在食用蜂蜜后立即进食，它又会刺激胃酸的分泌；温热的蜂蜜水溶液能使得胃液稀释而降低胃液酸变；冷的蜂蜜水溶液却可提高胃液酸度，并能刺激肠道的蠕动。因此，胃酸过多或肥大性胃炎，特别是胃和十二脂肠溃汤的患者，宜在饭前 1.5 小时食用温蜂蜜水，不仅能抑制胃酸的分泌，而且能使胃酸降低，从而减少对胃黏膜的刺激，有利于溃疡面的愈合；而胃酸缺乏或萎缩性胃炎的患者，宜食用冷蜜水后立即进食。神经衰弱者在每天睡觉前食用蜂蜜，可以促进睡眠，因为蜂蜜有安神益智和改善睡眠的功效。

不适合与蜂蜜同食的食物

◎ 豆腐　豆腐味甘、咸，性寒，能清热散血。与蜂蜜同食易导致腹泻。同时蜂蜜中有多种酶类，豆腐中有多种矿物质、植物蛋白、有机酸等，二者同食不利于人体的吸收。

◎ 韭菜　韭菜所含维生素 C

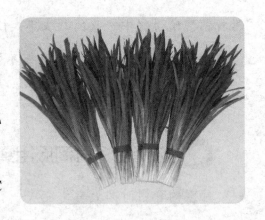

丰富，容易被蜂蜜中的矿物质铜、铁等离子氧化后而失去作用。另外，蜂蜜可通便，韭菜富含纤维素可导泻，因此很容易引起腹泻。

食用蜂蜜温度需要注意

不可以用开水冲或高温蒸煮蜂蜜。因为不合理的加热，蜂蜜中的营养物质会被严重破坏，蜂蜜中的酶失活，颜色变深，香味挥发，滋味改变，食之有酸味。高温使蜂蜜特有的香味和滋味受到破坏而挥发，抑菌作用下降，营养物质被破坏。因此，食用蜂蜜最好使用40℃以下的温开水或凉开水稀释，特别是在炎热的夏季，用冷开水冲蜂蜜饮用，能消暑解热，是很好的清凉保健饮料。除此之外，饮用添加蜂蜜的热茶会使人大量出汗、心跳加快，不适合有心血管疾病的病人。

上 篇

蜂 蜜 妙 用
纵　横　谈

蜜中珍品蜂王浆

蜂 王 浆

【释名】又名蜂皇浆、蜂乳、蜂王乳。它是蜜蜂巢中培育幼虫的青年工蜂咽头腺的分泌物，是供给将要变成蜂王的幼虫的食物。

【性味归经】味甘，酸；性平。归肝、脾经。

【功效主治】滋补，强壮，益肝，健脾。能消炎、杀菌、抗肿瘤、防衰老、保护肝脏、降血脂、降胆固醇、调节血糖浓度、促进组织再生、增强免疫等功能。

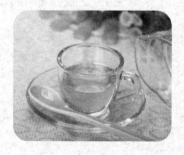

【用法用量】内服：冲调，5～10克。

【禁忌】湿热泻痢者禁服，孕妇慎服。

 蜂王浆功效

蜂王浆是中华蜜蜂之工蜂咽头腺分泌的乳白色胶状物和蜂蜜配制

而成的液体。陶弘景说：蜂王浆，"仙方亦单服食，云致长生不老也"。道出了它有抗衰益寿作用。中医学认为，蜂王浆可滋补强壮、益肝健脾、止痛解毒，作用比蜂蜜更强。蜂王浆含有糖类、多种氨基酸和蛋白质、脂肪、叶酸、泛酸、肌酸、类乙酰胆碱样物质及促性腺激素样物质等。

　　动物实验证明，蜂王浆可促进肾、肝、神经细胞再生，能延缓处于低压、缺氧、高温、感染、中毒、脏器损伤等情况下的动物死亡时间。

　　蜂王浆中含有促性腺激素样物质，与中医"益肾填精"而益寿延年的理论相吻合。它能兴奋垂体-肾上腺系统，促进内分泌腺活动，提高机体抵抗力和对恶劣环境的耐受力，从而提高机体生存力。它还能提高基础代谢率，降低血糖，并能对抗因肾上腺素引起的血糖增高。蜂王浆具有乙酰胆碱样作用，其醚溶性部分有较强的抗癌作用。此外，还具有镇痛、促进肠管蠕动、促进子宫收缩作用。其杀菌效率不亚于石炭酸。它含有多种对皮肤有益的物质，因而又是一种较好的美容剂。

　　近代，蜂王浆常用于治疗肝炎、风湿性关节炎、慢性肾病、贫血和失眠。鉴于它可以治疗高血脂和老年秃发，对年老体衰者有良好的补益作用，故国内外都把它当作预防衰老的益寿补品。少儿为纯阳之体，一般不宜服蜂王浆。

　　服蜂王浆也有禁忌。蜂王浆通常被认为是较好的滋补品。但是，蜂王浆中的激素类物质会刺激孕妇子宫，引起宫缩，干扰胎儿在宫内的生长发育，因此孕妇不宜服用蜂王浆。

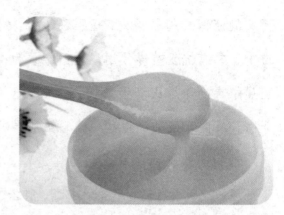

蜂王浆中含有少量天然的性激素，故而不适宜于儿童长期服用，以免引起性早熟。但蜂王浆确实能全面调节人的生命活动，促进新陈代谢和生长发育，体质较弱的儿童可采用短期少量服用方法，每天 1 次，每次 0.5 克，每个服用期不超过 2 个月。

近年来，已有一系列关于蜂王浆诱发过敏性病症，特别是严重哮喘发作的报道。因此要求哮喘和过敏性疾病史的患者禁用这种补品。睡前勿服蜂王浆，若睡前服用，会提高血液黏稠度，这对睡后有心率减慢、血流速度变慢的老年心脑血管病人来说，可以造成微循环障碍，增加诱发脑中风等疾病的危险性。

美颜美容话蜂胶

蜂　胶

【释名】蜂胶是蜜蜂从植物芽孢或树干上采集的树脂（树胶），混入其上腭腺、蜡腺的分泌物加工而成的一种具有芳香气味的胶状固体物。

【性味归经】苦、辛、寒。归脾、胃经。

【功效主治】内服补虚弱、化浊脂、止消渴；外用解毒消肿。内服用于体虚早衰、高脂血症、消渴；外治用于皮肤皲裂、烧烫伤。

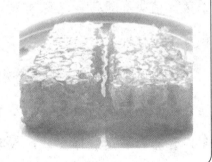

【用法用量】外用：适量，制成酊剂或软膏涂敷。内服：制成片剂或醇浸液，1～2克。

蜂胶是近年来才被开发利用为美容产品的，它虽是美容剂中的后起之秀，但却大有后来者居上的趋势。服用蜂胶，不仅可以排除毒素、净化血液、改善微循环，还能阻止脂质过氧化，减少色素沉积，可使毒素、粉刺、褐斑在不知不觉中消失。蜂胶能治疗粉刺，减少褐斑、雀斑等。口服和外用都有效果。每日早、晚，在化妆品中混入 1～2 滴蜂胶涂于脸上、手上，然后再进行适当的按摩，就可有很好的美容效果。在"回归自然"，追求天然、无毒、高效产品的今天，利用具有多种功效的蜂胶，内服外用，全面调整我们的机体，是实现整体健康美的有效方法。

蜂胶洗面可美颜。一般在温水中加入一定量的蜂胶标准液制成 0.2%～0.3% 的蜂胶水溶液。将蜂胶制成蜂胶标准溶液以备各种洗涤之用，如洗脸、洗澡或洗发。用这种蜂胶水溶液洗脸和洗澡可以帮助杀菌、消炎和止痒，清除皮肤代谢物，促进血液循环，使皮肤保持生机与活力。

蜂胶面膜可养颜。将蜂胶提取物与其他蜂产品，如蜂王浆或蜂花粉，结合起来调制成浆状物，然后均匀地涂于脸部，制成面膜，这种方法可以营养和滋润脸部皮肤，改善面部血液循环，使皮肤红润光泽，同时还能收敛松弛的皮肤，减少皱纹，并增加皮肤弹性。

蜂胶化妆品美容。将蜂胶添加到化妆品中使用，既有美容作用，又有保健和治疗效果。比如国内外生产的蜂胶护肤霜、蜂胶美容祛斑霜等。

蜂胶巧治脚癣病

◎ 蜂胶 250 克，黄酒 750 克，冰糖 250 克，大枣 500 克（去核），龙眼肉 150 克，黑芝麻 150 克（炒熟），核桃仁 150 克。后四味药切碎研末备用。将蜂胶浸在黄酒中 10 天左右，连同黄酒一起放在陶瓷或者搪瓷容器中隔热蒸，至蜂胶完全溶化，再将龙眼肉等放入搅拌，蒸至冰糖溶化即可。蒸好的蜂胶冷却后成冻状，每晨 2 匙，开水冲化食用。

蜂胶可去扁平疣

◎ 蜂胶 50 克，金银花、菊花、白鲜皮各 15 克，黄芩 10 克，生薏苡仁 10 克，六一散 10 克。用水煎服，连服 15 剂，扁平疣消失过半。并用蜂胶、白矾、水贼草、生香各 30 克用水煎后外洗，疗效更佳。记住不吃辛辣、戒啤酒 2 个月，并适当减少沐浴次数。

妙用蜂胶疗鸡眼

◎ 蜂胶 50 克，丝瓜 20 克，白酒 15 克，人参 15 克，用水煎服。同时再用蜂胶贴于洗净的患处，并用胶布固定，6 ～ 7 天换 1 次药。

上 篇

蜂 蜜 妙 用
纵 横 谈

解毒敛疮蜂蜡佳

蜂 蜡

【释名】蜂蜡是工蜂腹部下面四对蜡腺分泌的物质。又名黄蜡、白蜡、蜂白蜡、蜜蜡。

【性味归经】味甘平，微温。

【功效主治】收涩，敛疮，生肌，止痛，调理。外用于溃疡不敛，臁疮糜烂，创伤，烧烫伤。

【用法用量】外用适量，熔化敷患处；常做成药赋形剂及油膏基质。

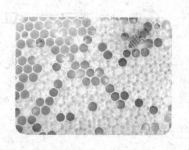

　　蜂蜡是工蜂腹部下面四对蜡腺分泌的物质。其主要成分有酸类、游离脂肪酸、游离脂肪醇和糖类。此外，还含有类胡萝卜素、维生素A、芳香物质等。蜂蜡在工农业生产上具有广泛的用途。在化妆品制造业，许多美容用品中都含有蜂蜡，如洗浴液、口红、胭脂等；在蜡烛加工业中，以蜂蜡为主要原料可以制造各种类型的蜡烛；在医药工业中，蜂蜡可用于制造牙科铸造蜡、基托蜡、粘蜡、药丸的外壳；在食品工业中蜂蜡可用作食品的涂料、包装和外衣等；在农业及畜牧业上可用作制造果树接木蜡和害虫粘着剂；在养蜂业上可制造巢础、蜡碗。

中国使用蜂蜡的历史十分悠久，几乎是和蜂蜜同时发展起来的。蜡烛始于《周礼·司恒氏》有"共坟烛庭燎"。《神农本草经》将蜜蜡列为医药"上品"。西汉时期岭南即制作蜡烛。晋人葛洪在《西京杂记》（340 年左右）中讲："南越王献汉高帝石蜜石斛，蜜烛二百枚，帝大悦。"蜜蜡用于民间印染可从汉代开始，古称"蜡缬"，现称"蜡染"。西晋已能将混合的蜜蜡分开提炼，分别利用，形成了用蜂蜡制作蜜印（蜜章）、蜜玺、蜜屐和工艺品之蜡风文化。所谓"蜜玺"，是为已死帝王而刻的蜡玺，用以殉葬。《宋书·礼志二》记载，武帝泰始四年（468 年），文明王后崩，将合葬，开崇阳陵，使太尉司马望奉祭，进皇帝蜜玺绶于便房神坐。所谓"蜡屐"（木鞋），南朝刘宋时刘义庆《世说新语·雅量》阮遥集（孚）好屐……或有诣阮、见自吹火蜡屐，因叹曰："未知一生当箸几量屐。"见自吹火蜡屐，就是在木屐上涂蜡。

蜂蜡的药用价值也非常高。中医学认为蜂蜡有解毒、生肌、定痛的功效，内服和外敷可主治内急心痛，下痢脓血，久泻不止，胎动下血，疮痈内攻，久溃不敛，水火烫伤等。

西医方面由于蜂蜡的主要成分是高级脂肪酸和高级一元醇所形成的酯，将其制成各种软膏、乳剂、栓剂，可用来治疗溃疡、疖、烧伤和创伤等多种疾病。口腔咀嚼蜂蜡能

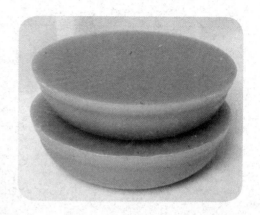

治疗咽颊炎和上颌窦炎。咀嚼封盖蜡能增强呼吸道免疫力和治疗鼻炎、副鼻窦黏膜炎及干草热病。将蜂蜡制成清凉压布软膏敷贴患部，可治疗闭塞性动脉内膜炎、牙周炎和痉挛性结肠炎。蜂蜡与碳酸钙、矿物油和纯松脂混合而成的化合物可以治疗慢性乳腺炎、湿疹、烧伤、创伤、癣、皮炎、脓肿乳头状瘤。还有，利用加热熔解的蜂蜡作为温热的介质，将热能传至机体让它发挥温热及机械性压迫作用，以达到治疗目的的蜂蜡疗法，适应证更多，有明显的疗效。

上 篇
蜂 蜜 妙 用
纵　横　谈

祛风定痛露蜂房

蜂 房

【释名】本品为胡蜂科昆虫果马蜂、日本长脚胡蜂或异腹胡蜂的巢。又名露蜂房、马蜂窝、蜂巢、野蜂窝、黄蜂窝、百穿之巢。

【性味归经】甘，平。归胃经。

【功效主治】祛风，攻毒，杀虫，止痛，抗过敏。治疗龋齿牙痛、疮疡肿毒、乳痈、瘰疬、皮肤顽癣、鹅掌风、过敏性体质。

【用法用量】内服：煎汤，5～10克；研末服，2～5克。外用：适量，煎水洗、研末掺或调敷。

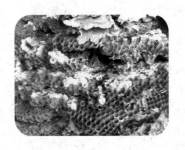

【注意事项】气虚弱及肾功能不全者慎服。

　　蜂房，即通俗所说的蜂巢。中医学认为，蜂房能祛风止痛、攻毒消肿、杀虫止痒。主治风湿痹痛、风虫牙痛、痈疽恶疮、瘰疬、喉舌肿痛、痔漏、风疹瘙痒、皮肤顽疾。《本草纲目》说："露蜂房，阳明药也。外科齿科及他病用之者，亦皆取其以毒攻毒，兼杀虫之功耳。"《滇南本草》载：蜂房"治一切虚证，阳痿无子，采服之"。《云南思茅中草药选》说它"舒筋活络，祛风湿，利尿。治风湿性关节炎，腰膝湿痹，肾炎水肿"。

蜂房不仅有祛风攻毒作用，而且有益肾温阳之功，治清稀之带下为国医大师朱良春先生之创获。凡带下清稀如水，绵绵如注，用固涩药乏效者，朱老于辨证方中加用蜂房，屡奏良效。朱老认为："带下清稀，乃肾气不足，累及奇经，带脉失束，任脉不固，湿浊下注所致。利湿泄浊之品，仅能治标；而温煦肾阳，升固奇经，才是治本之图。"朱老用蜂房，每伍以鹿角霜、小茴香等通补奇经之品，即是此意。若带下因湿热下注，又有肾阳不足见症者，亦可在清泄湿热方中加用蜂房，全在临证时化裁变通。

张，女，53岁，工人。腰痛如折，带下频多，质如稀水，面黄形瘦，体倦乏力，脉细、尺弱，苔薄白、舌质淡。曾服补脾化湿及固涩束带之品，服多剂而无效。此肾阳不足、累及奇经之候也。治予通补奇经，固任束带：露蜂房、全当归、云茯苓、巴戟天各10克，鹿角霜、绵杜仲、菟丝子各12克，小茴香6克，怀山药15克。连进5剂，带下即止。嘱再服5剂，以巩固疗效。

此外，蜂房尚有两种功效，世人多忽之：

一是用治阳痿不举及遗尿，具有佳效。因其温肾助阳之功，殊为稳捷。治遗尿单味研末，每服4克（年幼者酌减），每日2次，开水送服即可，一般4～7日奏效。至于阳痿者，除肝经湿热遏注不泄，致宗筋痿而不举者外，凡精血亏损、下元不足而致之阳痿，朱老曾创制"蜘蜂丸"（花蜘蛛30只，炙蜂房、紫河车、淫羊藿、淡苁蓉各60克，熟地黄90克，共研细末，蜜丸如绿豆大，每服6克，早、晚各1次，开水送下）治疗此症，收效甚佳。现花蜘蛛难觅，改用锁阳90克亦可。

岳，男，34岁，干部。由于工作过度，紧张劳累，体气日见虚弱，近3年来，阳事痿而不举，神疲腰酸。苔薄质淡，脉细尺弱。此肝肾亏损，宗筋失养，故痿而不举，可予蜘蜂丸一料消息之。药服1周即见效机，继服而愈。

二是治慢性支气管炎，久咳不已，不仅高效而且速效，真是一味价廉物美的止咳化痰佳药。蜂房治咳，仅《本草述》提到"治积痰久嗽"，余则甚少见之，但民间亦相传其有治咳定喘之功，乃验之于临床，信不诬也，殆亦温肺肾，纳逆气之功。每取蜂房末3克（小儿酌减），鸡蛋1枚（去壳），放锅内混和，不用油盐炒熟，于饭后1次服，每日1～2次，连服5～7日可获满意之效果。

蜂房可治急性乳腺炎。取露蜂房剪碎置于铁锅中，以文火焙至焦黄取出，然后碾为极细粉末。每次6克，用温黄酒冲服，每4小时1次，3天为1个疗程。1个疗程后未痊愈者，可再服1个疗程。若已有化脓倾向者本法无效，应考虑手术治疗。重症患者应配合局部毛巾热敷。有人以此方治疗26例，痊愈23例，进步1例，无效2例。平均治愈时间为2.1天。据观察，病程在10天以下者，大都可以消散痊愈，服药期间未发现毒性反应和副作用。

蜂房可治化脓性感染。取蜂房30克，加水1000毫升，煮沸15分钟，过滤去渣。用于浸泡或冲洗创面，每日1～2次，每次以洗净创面脓液、污物为度，洗后用消毒纱布覆盖，本法对外伤性感染、手术后伤口感染、疖、痈、烫伤有疗效。此法对新生儿皮下坏疽等均有一定疗效，特别对于坏疽性（溃烂的）和化脓性的疮面更为有效，药液具有去腐、生肌、消炎、止痛等作用，并能促进创口早期愈合，但对伴有发热及全身中毒症状者，则应酌情配合其他药物治疗。

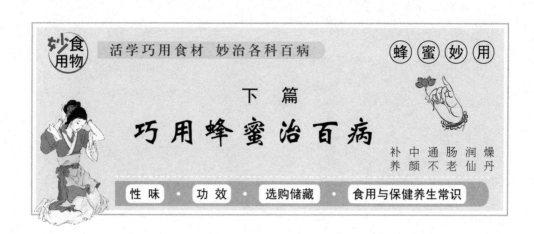

妙食用物

活学巧用食材 妙治各科百病

蜂蜜妙用

下 篇

巧用蜂蜜治百病

补中通肠润燥
养颜不老仙丹

性味 · 功效 · 选购储藏 · 食用与保健养生常识

【医家论述】

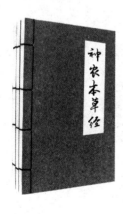

◎（蜂蜜）主心腹邪气，诸惊痫，安五脏诸不足，益气补中，止痛解毒，除众病，和百药。

——《神农本草经》

巧用蜂蜜防治感冒

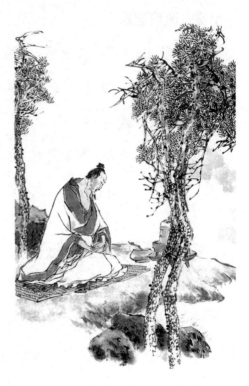

感冒是感受风邪所致的一种常见外感疾病。临床上以发热不适、畏寒、头痛、流泪、鼻塞、流涕、喷嚏、咽痛声嘶、呼吸不畅、咳嗽、脉浮为主要特征。病情有轻、有重，轻者一般称为"伤风"，重者称为"重伤风"。如在一个时期内广泛流行，证候多相类似者，称为"时行感冒"，亦即现代医学所说的"流行性感冒"。

感冒以风寒、风热两者多见，夏令暑湿之邪亦可杂感为病。中医治疗之关键，在于辨证准确，定位在肺卫，风邪为长。治疗上祛风解表、宣发肃降是基本原则。

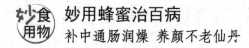

1. 风寒感冒

主要症状为发热怕冷，头痛，咽喉发痒，周身不适，咳嗽多稀白痰，鼻塞或流清涕，无汗，舌苔薄白，脉浮紧或浮缓。治法：辛温解表，宣肺散寒。

2. 风热感冒

恶寒轻，发热重，头胀痛，咽喉肿痛，口微渴，少汗出，咳嗽吐黄痰，舌苔薄白或微黄，舌尖红赤，脉浮数。治法：辛凉解表，宣肺清热。

3. 暑湿感冒

高热无汗，头痛，身重困倦，胸闷泛恶，食欲缺乏，或有呕吐，腹泻，咳嗽，苔薄白或腻，脉数。治法：清暑祛湿解表。

药茶妙方治感冒

验方 1　鲜蜜红茶

◎ 蜂蜜 60 克，红茶 6 克，用蜂蜜加红茶用温水冲泡，频频饮服，每日 1 剂。可用于风寒感冒兼有食滞现象时，对感冒诱发的咽炎、扁桃体炎也有疗效。

验方 2　蜜奶感冒茶

◎ 蜂蜜 15 克，牛奶 1 杯。将鲜牛奶煮沸，待温度降至 60℃时加入蜂蜜饮服。每日 2 次。感冒患者服用能增强抗病能力，促进康复。

验方 3　白菊蜜茶

◎ 白菊花 50 克，蜂蜜 15 克。将菊花放入砂锅中，加水 500 毫升，煎煮 15 分钟，稍凉后去渣取汁，加入蜂蜜适量，搅匀后饮用。此茶养肝、润肺、明目、醒脑，适用于感冒引起的头痛、晕眩、咽喉肿痛、便秘等。常期饮用，可令人精神愉快。

验方 4　钩藤蜜茶

◎ 蜂蜜、钩藤各 15 克，绿茶 3 克。用法：钩藤加水 500 毫升，煮沸 3 分钟，去渣，加入蜂蜜与绿茶。每日服 1 剂，分 3 次温服。主治：流行性感冒。

注：流行性感冒是由流感病毒引起，表现为鼻塞、喷嚏、咽痛、声嘶、咳嗽、发热、头痛、身痛，外周血白细胞减少等，并有流行趋势。

蜜楂银花汤治风热感冒

◎ 干山楂片 15 克，金银花 30 克，蜂蜜 4 匙。将山楂片洗净，去核，放入砂锅中，加水煮开，改用文火煨，加入金银花，共炖 10 分钟，去渣取汁，加入蜂蜜调匀后即可饮用。此汤适用于风热感冒患者。

公英蜜茶治风热感冒

◎ 蒲公英 20 克，蜂蜜 15 克，甘草 3 克，绿茶 15～20 克。先将蒲公英、甘草、绿茶加水煎煮 15 分钟，取药汁加入蜂蜜服用。每日 1 剂，分 3 次服。公英蜜茶具有清热解毒之效，适用于风热感冒，发热微恶风寒，有汗不出，头痛鼻塞，口干微渴，咽红肿痛等症。

大蒜蜂蜜防流行性感冒

◎ 大蒜研碎后，与等量蜂蜜拌匀，贮瓶备用。临睡前取蒜蜜 1 汤匙，常温水冲服。能预防流行性感冒。

蒜姜柠檬蜜泡酒治感冒

◎ 大蒜 400 克，生姜 150 克，柠檬 3 个，蜂蜜 70 毫升，白酒 800毫升。大蒜略蒸或煮一下，除去蒜臭味切片。姜、柠檬同切片一同泡在酒中，3 个月后饮用。用法：成年人每次 10 毫升，每日 3 次。功能：祛风散寒解表，主治风寒感冒。

莲藕蜂蜜治感冒咳嗽

验方 1　生姜莲藕汁

◎ 鲜藕 100 克，蜂蜜 30 克，姜末少许。将藕节洗净、剁碎，放入杯中，再加入少量姜末和蜂蜜，然后倒入热水，搅拌均匀后饮用。每日 3 次。感冒初期如果护理不当，容易引发咳嗽和痰多。莲藕汁有止咳的功效，喝加有生姜、蜂蜜的莲藕汁，能缓解感冒引起的咳嗽和痰多症状。

验方 2　藕汁蜂蜜

◎ 将适量鲜藕洗净，捣烂榨出 250 毫升汁。加 50 克蜂蜜调匀，分5 次服，连用数日，可治感冒咳嗽。

姜苏蜜膏敷脐治感冒

◎ 生姜 2 片，鲜紫苏叶、杏仁、白芷各 15 克，葱白（连须）5 根，蜂蜜、萝卜汁各适量。先将紫苏叶、葱白和生姜捣烂如泥，再将杏仁、白芷共研制成极细末，加入紫苏叶泥中调匀，再取蜂蜜和萝卜汁加入，调和成膏状备用。用时取药膏如蚕豆大，捏成圆形药团，贴入脐内，外盖以纱布，胶布固定。每天换药 1 次，贴药后，嘱患者覆被而卧，令发微汗，汗后即收效。

蜜姜感冒饮治普通感冒

◎ 蜂蜜 15 克，姜汁 15 毫升。用法：将蜂蜜、姜汁按 1∶1 的比例配制饮用。主治：普通感冒。

注：普通感冒即"伤风"，多由病毒引起。全身表现较流行性感冒轻微，如头痛、牙痛、发热等。

柠檬蜜饮防治感冒

◎ 蜂蜜 100 克，柠檬 1 个。将柠檬榨汁，溶解在 800 毫升沸水中，与 100 克蜂蜜混合。作为 1 天食用量。

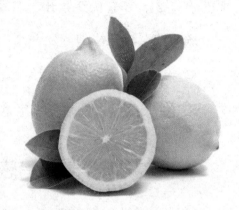

梨萝蜂乳膏治流感

◎鸭梨、白萝卜各 1000 克，蜂蜜、炼乳各 250 克，生姜 150 克。制作方法：将鸭梨、白萝卜、生姜等洗净，捣碎，然后分别裹入纱布中，双手用力绞取汁液。再将鸭梨、白萝卜倒入锅中，用武火煮沸，再改用文火熬至汁液浓稠时，放入鸭梨汁、萝卜汁、姜汁、蜂蜜、炼乳，边煮边搅拌，煮至沸腾后熄火，待凉后装瓶备用。服法：每次 1 汤匙，用开水冲化服用，每日服用 2 次。功效：清热解毒，润肺止咳。主治：流感，发热口干，咽痛咳嗽。或肺结核低热，久咳不止。

　　按：最后需要提醒的是，蜂蜜具有润肺止咳的作用，适用于感冒引起的肺燥咳嗽。但如果正在服用退烧药或含退烧成分的感冒药，不宜同时服用蜂蜜。很多感冒药，如泰诺、快克、感立克、感冒清等都含有解热镇痛药对乙酰氨基酚，它遇到蜂蜜会形成一种复合物，影响机体对其的吸收速率，从而减弱退烧作用。

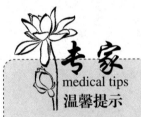

专家
medical tips
温馨提示

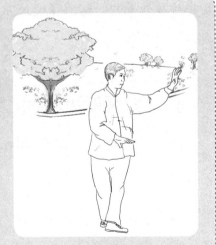

　　加强锻炼，适当进行室外活动，以利增强体质，提高抗病能力。在气候冷暖变化时，注意防寒保暖，避免淋雨受凉和过度疲劳。在感冒流行季节，少去公共场所，防止感染发病。病时保持室内环境卫生，经常开窗，保持空气新鲜以及充足的阳光照射；发热时要多休息，多饮开水，饮食宜清淡，忌辛辣油腻燥烈之物。

下 篇

巧用蜂蜜 治 百 病 **巧用蜂蜜治咳喘**

感冒咳嗽、支气管炎咳喘是最常见的病症。巧用蜂蜜食疗有良效。因为蜂蜜既能润燥，又能化痰，最宜于肺虚久咳、肺燥干咳、津伤咽痛者。

白萝卜蜂蜜治风寒咳嗽

◎ 大白萝卜1个，蜂蜜30克，白胡椒5粒，麻黄2克。将萝卜洗净、切片后放入碗内，倒入蜂蜜及白胡椒、麻黄等共蒸30分钟，趁热顿服，然后卧床，见汗即愈。此方能发汗散寒、止咳化痰，治风寒咳嗽。

白蜜姜汁丸治风寒咳嗽

◎ 白蜜500克，生姜1000克（取汁）。将生姜绞取汁，上二味同入锅中，以微火煎令姜汁尽，唯有蜜500克在，即止。将蜜揉搓成如枣大丸，每次含1丸，每日3次。禁一切杂食。（《千

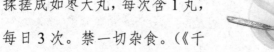

金方》)

羊蜜膏治虚劳咳嗽肺痿

◎ 熟羊脂 250 克，熟羊髓 250 克，白沙蜜 250 克，生姜汁 100 毫升，生地黄汁 500 毫升。羊脂煎，令沸；次下羊髓，又令沸；再下白沙蜜、生地黄汁、生姜汁，不住手搅动，微火熬数沸成膏。每日空腹温酒调 1 匙，或做姜汤或做粥食亦可。此膏能补虚润肺、祛风化毒，治阴虚发热、骨蒸劳热、虚劳瘦弱、咳嗽肺痿，还有润肺润肤的功效。

蒸白梨蜂蜜治久咳咽干

◎ 大白梨 1 个，蜂蜜 50 克。先把白梨挖去核，将蜂蜜填入，加热蒸熟。每日早、晚各吃 1 个，连吃数日。能生津润燥，止咳化痰，治阴虚肺燥之久咳咽干、手足心热等症。

花生枣蜜汤止咳化痰

◎ 花生米、大枣、蜂蜜各 30 克。用水共煎极烂、饮汤。每日服 2 次。能止嗽化痰，治咳嗽、痰饮（形体消瘦、肠鸣、胸胁支满、目眩气短）。

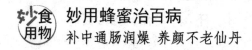

百合蜜治肺热烦咳

◎ 鲜百合 200 克，蜂蜜适量。用蜜加百合蒸软，时时含 1 片，吞液服食。能清肺宁神，用治肺脏壅热、烦闷咳嗽。

秋梨蜜膏止咳化痰

◎ 秋梨 20 个，大枣 1000 克，鲜藕 1500 克，鲜姜 300 克，冰糖 400 克，蜂蜜 400 克。先将梨、枣、藕、姜砸烂取汁，加热熬膏，下冰糖溶化后，再以蜜收之。可

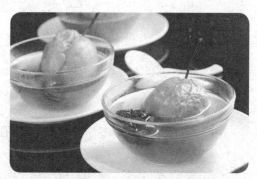

早、晚随意服用。能清肺降火、止咳化痰、润燥生津、除烦解渴、消散酒毒、祛病养身，还可用于治虚劳咳嗽、口干津亏、虚烦口渴及酒精中毒等症。

蜜饯柚肉平喘化痰

◎ 鲜柚肉 500 克，蜂蜜 250 克，白酒适量。将柚肉去核，切块，放在瓶罐中，倒入白酒，封严浸闷一夜，再倒入锅中煮至将干时，加入蜂蜜，拌匀即成，待冷，装瓶备用。每次 5 克，每日 2～3 次。可

润肺、止咳、化痰，治咳嗽痰盛或老年咳喘等症。

 ## 蜜饯双仁补肾益肺

◎ 甜杏仁 250 克，核桃仁 250 克，蜂蜜 500 克。先将甜杏仁炒至黄色（勿焦），捣碎放在砂锅中加水煮 1 小时，再下核桃仁捣碎，收汁至将干锅时，加入蜂蜜，拌匀，再沸即成，待凉，贮瓶备用。每服 10 克，每日服 2 次。能润肺补肾，经常食用，可治肺肾两虚性久咳、久喘等症。

 ## 猪油蜜膏补虚润肺

◎ 猪油 100 克，蜂蜜 100 克。将上述两味分别用小火煎煮至沸，停火晾温，共混合调匀即成。每次 1 汤匙，每日服 2 次。能润肺止咳、补虚，治肺燥咳嗽。

 ## 蜂蜜百部汤治痰中带血

◎ 蜂蜜 20 克，百部 25 克，白及 20 克，瓜蒌 25 克。先将上方中后三味水煎，去渣取汁，再调入蜂蜜搅匀。每日 1 剂，分 2 次服。功能润肺止咳、清热止血，用于治疗痰中带血及肺结核久咳。

百部蜜膏治肺虚久咳

◎ 百部 30 克，蜂蜜 60 克。将百部煎汤取汁，浓缩后加入蜂蜜，小火煎沸成膏，待冷备用。每次 1 匙，温开水化服。百部是润肺止咳的要药，《续十全方》治暴咳，《千金要方》治久咳，均将其煎浓汁服。加入润肺止咳的蜂蜜共熬成膏服，疗效更佳。用于肺虚久咳、干咳、喉干，或肺结核咳嗽者。

 ## 蜂蜜核桃仁治肾虚咳喘

◎ 蜂蜜 1000 克，核桃仁 1000 克。核桃仁捣烂，调入蜂蜜，和匀。每次服食 1 匙，每日 2 次，温开水送服。适宜于肺肾阴虚，肾不纳气之虚喘症，动辄气喘者。

 ## 千金蜜杏丸治上气咳嗽

◎ 杏仁 500 克，生姜 500 克（取汁），糖、蜜各 250 克，猪油 100 克。先以猪油将杏仁煎至微黄，出之，以纸拭令净，捣如膏，合姜汁、蜜、糖等，合煎令可丸。服如杏核一枚，日夜六七服，渐渐加之。主治上气咳嗽，喘息，喉中有物，唾血等症。（《千金方》）

琼玉膏治虚劳久咳

◎ 人参360克，白茯苓450克，琥珀、沉香各15克，生地黄5千克（洗净，银石器内杵细，取自然汁。甚忌铁器），白蜜2.5千克（熬，去沫）。用法：先将生地黄汁同蜜熬沸搅匀，用密绢滤过，再将人参等研为极细末，和蜜、汁入银、瓷瓶内，用绵纸十余层加箬封扎瓶口，入砂锅或铜锅内，以长流水浸没瓶头，用桑柴火煮三昼夜，取出，换过油，再用单蜡纸扎口悬浸井中半日，以去火气，提起仍煮半日以去水气，然后收藏。每日清晨及午后取5～10毫升，用温酒30毫升调服，不饮酒者用白汤调服亦可。制此药须在净室中。主治：虚劳干咳。（《古今医统》卷四十四引臞仙方）

银杏蜜膏治陈年久咳

◎ 陈细茶120克（略焙为细末），白果肉120克（一半去白膜，一半去红膜捣烂），核桃仁120克（捣烂），加蜜250克，生姜汁150毫升。入锅内炼成膏，不拘时服，每次2汤匙。功效：补肾，

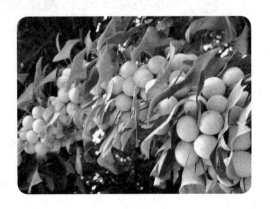

润肺，止咳，平喘。用于气管炎和年久咳嗽吐痰者。

 ## 含服蜂胶治支气管炎咳喘

◎ 每日放 1 块蜂胶在嘴里不停咀嚼，或者在嘴里慢慢融化 1 汤匙栗树蜜，早、晚各服一次，治支气管炎咳喘效果更佳。

 ## 款冬花蜜茶调治慢性咳喘

◎ 款冬花 9 克，紫菀 5 克，炙甘草 5 克，绿茶 1 克，蜂蜜 25 克。用法：以上前 4 味加水 400 毫升，煎煮 3 分钟，经纱布过滤后加入蜂蜜，再煮沸即可饮用，代茶饮。功效：止咳化痰，降逆润肺。适用于多种慢性咳嗽、气喘及肺虚久咳者。

 ## 桃肉蜜茶调治肾虚咳喘日久

◎ 核桃仁 30 克，雨前茶 15 克，炼蜜 5 茶匙。将前二味研为末，拌匀，加炼蜜以沸水冲泡，当茶饮。每日 1 剂，不拘时温服。功能润肺平喘，止咳，适用于肾虚久喘，动辄气短喘促，口干、腰酸、耳鸣等。

注：雨前茶，即谷雨前（4 月 5 日至 4 月 20 日）采制的用细嫩芽尖制成的茶叶。雨前茶虽不及明前茶（清明前采摘的茶）那么细嫩，

但由于这时气温高，芽叶生长相对较快，积累的内含物也较丰富，因此雨前茶往往滋味鲜浓而耐泡。明代许次纾在《茶疏》中谈到采茶时节时说："清明太早，立夏太迟，谷雨前后，其时适中"。这对江浙一带普通的炒青绿茶来说，清明后，谷雨前，确实是最适宜的采制春茶的季节。据说，从时间上分，明前茶是茶中的极品，雨前茶是茶中的上品。

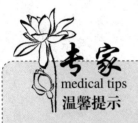

专家
medical tips
温馨提示

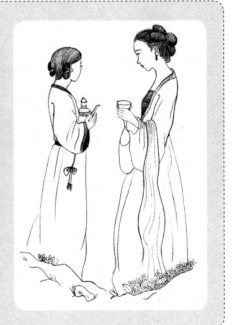

预防咳喘的发生，首先要增强体质、预防感冒，大力宣传吸烟的危害性，搞好室内外卫生。同时做好劳动保护，防止有害气体，减少和避免上呼吸道理化因子刺激。患急性呼吸道感染者要适当休息，注意保暖，多饮水，合理选用抗生素，以防止病情发展，减少并发症。

老年咳喘病人一般都存在气道

高反应性，对于正常人无"明显影响"的各种刺激均可能是诱发因素。所以居室内要保持空气新鲜、流通，室内无刺激性气味。另外，室内要尽量减少可能致敏的物质，不铺地毯，不放花草，不用陈旧被褥，不用羽绒制品。采用湿式扫除，不让尘埃飞扬。注意保暖，避免冷空气刺激。其次是饮食调理：慢性支气管炎病人饮食要清淡，易于消化，饮食不宜过饱、过甜、过咸或过于油腻，治疗期间不宜进食刺激性的食物如辣椒、大蒜、洋葱等，不宜饮用具有刺激性的饮料如浓茶、咖啡、酒、可乐等。可常食杏仁粥、苏子粥等药膳，以达到宣肺化痰、降气平喘作用。

下篇
巧用蜂蜜
治百病

巧用蜂蜜调治肺结核

　　用药物治疗肺结核的同时，食用蜂蜜可以有非常好的辅助治疗的作用。众所周知，蜂蜜不仅营养丰富，而且中医学认为有润肺之效。蜂蜜中丰富的营养成分可以补充结核的消耗。临床效果表明，服用蜂蜜后，患者的体重可增加，结核症状明显好转，血红蛋白增加，血沉减慢。俄罗斯人流传着用蜂蜜、猪油、乳酪、鲜芦荟汁、可可粉各100克，调匀后食用来治疗肺结核，这样可促进结核灶的钙化，效果十分明显。

　　因此，药物治疗肺结核时，可用蜂蜜作辅助治疗和恢复健康的营养品。如果您或家人被肺结核困扰，不妨试试在治疗肺结核的同时，服用些蜂蜜来进行辅助治疗，相信会大有裨益。

葛粉蜂蜜茶调治肺结核

　　◎ 姜汁、蜂蜜、葛粉各1匙。开水冲服，每天3次，连服30天。主要用于调治肺痨，气阴两虚，咳嗽无力，气短声低，痰中偶见挟血色淡，面白神疲，潮热颧红，自汗盗汗，舌质嫩红，边有齿印，苔薄，脉细数无力等症。

蜂蜜萝卜汁调治肺结核

◎ 白皮大萝卜1个，蜂蜜100克。将萝卜洗净掏空中心，放入蜂蜜，置大碗内，加水蒸煮。每日2次，随量服。润肺、止咳、化痰。适用于调治急、慢性支气管炎及肺结核。

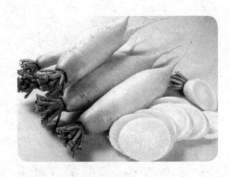

百部葶苈子蜜膏调治肺结核

◎ 百部250克，百合250克，白及250克，大枣500克，葶苈子20克。诸药加水熬成药汁约300毫升。然后放入熟香油500克，蜂蜜500克调匀，同熬至稠黏状收膏，贮瓶备用。每日早、晚各服1次，每次服用50毫升，一般服用2周见效，无任何不良反应。患者咯血时，加重白及用量。用于治疗肺结核。

　　注：治疗期间不要停用常规抗结核药，并嘱其禁酒、忌辛辣、忌房事。

（《中国民族医药杂志》2008年第7期）

蜂蜜花生防治肺结核

◎ 蜂蜜 150 克,花生仁 100 克。
制作与用法:将花生仁浸泡在蜂蜜
中 15 天以上,早、晚空腹时将蜂
蜜、花生仁同食,每次 30 克。功
能:理气、生津、润肺、止咳。适
用于防治肺结核。

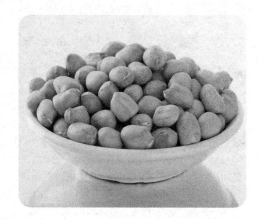

蜜渍花生甜杏泥调治肺结核

◎ 花生 100 克,甜杏仁 50 克。共捣烂成泥状,浸入 300 克蜂蜜中,
贮瓶备用。每次用 20 克,每日 2 次,开水冲服。《药性考》云:花生"生
研用,下痰……干嗽者宜餐,滋燥润火"。(《本草纲目拾遗》)本方用
花生和甜杏仁、蜂蜜配伍,可增强润肺止咳之功。用于肺结核久咳短气、
干咳痰少者。

五汁蜜膏调治肺结核

◎ 鲜藕汁、秋梨汁、白果汁、甘蔗汁、山药汁、霜柿饼、生核桃仁、
蜂蜜各 120 克。制法:先将需取汁的药物取足量汁水,再将柿霜饼捣

如膏，生核桃仁捣烂成泥，将蜂蜜溶化稀释，与柿饼膏、核桃泥、山药汁一起搅匀，微微加热，融合后，离火稍凉，趁温热（勿过热）将其余 4 汁加入，用力搅匀，用瓷瓶收储。用法：每次服 2 汤匙，每日 3～4 次。本方清虚热，止咳止血，适用于肺结核属肺肾阴虚，干咳咯血或痰中带血者。

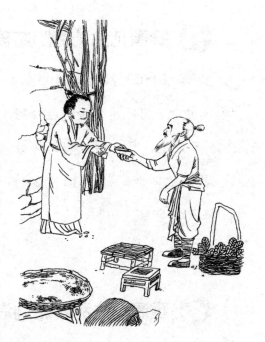

蛋花蜂蜜羹调治肺结核

◎鸡蛋 1 个，蜂蜜 1 汤匙。将打开倒入碗中，反复搅动后，用开水冲熟，然后加入蜂蜜，搅匀，趁热服下，早晚空腹各 1 次。蜂蜜、鸡蛋治高寒地区的陈年肺结核、肺气肿、哮喘咳嗽有良效，长期服用治疗效果特别好。

蜜制紫侧功劳丸治肺结核

◎紫金牛 60 克，侧柏叶 24 克，十大功劳叶 30 克，五指毛桃 60

克，百合 18 克，蜂蜜适量。制用法：诸药研末，加适量蜂蜜，制成蜜丸，每丸重 5 克。每日 3 次，每次 2 丸。主治：浸润型肺结核，或在抗痨过程中对抗痨药产生的副作用不能耐受者。

 ## 胡萝卜蜂蜜汁调治肺结核咯血

◎ 胡萝卜 1000 克，蜂蜜 100 克，明矾 3 克。制法：将胡萝卜洗净切片，加水 350 克，煮沸 20 分钟，去渣取汁，加入蜂蜜、明矾，搅匀，再煮沸片刻即成。用法：每日服 3 次，每次服 50 克。功效：祛痰止咳。适用于咳嗽痰白、肺痨咯血者。

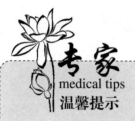

专家 medical tips 温馨提示

　　　　　　　　　　肺结核病人应以高蛋白、高维生素、高纤维素、高热量、低脂肪饮食为主，尤其要注意忌口。当病灶处于进展期、结核中毒症状明显者宜摄取清淡、营养丰富、容易消化的食物。因为结核病是一种慢性消耗性疾病，配合医生治疗时，更重要的是增加营养，以弥补因疾病所导致的消耗，有利于身体组织的修复。

　　肺结核病人比较适合吃鸡、瘦肉、蛋类、豆制品、小米、玉米、大枣、银耳、百合、栗子、白果等食物，以及新鲜的蔬菜及水果，如白菜、藕、黄瓜、西瓜、苹果、梨等。但进食多少要根据个人的情况而定，主食、肉、蛋、蔬菜、汤要注意搭配好，多吃一些水果，不要偏食。特别要注意忌口，要避免吃油炸、油腻和辛辣刺激性食物，如胡椒、辣椒、花椒等，对烟、酒也要少碰为妙。记住：戒酒色，息妄想，适寒温，才能提高疗效，早日康复。

下篇
巧用蜂蜜
治百病

巧用蜂蜜防治痢疾

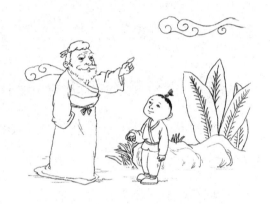

　　痢疾，古称"肠澼""滞下"。是急性肠道传染病之一。临床症状主要有：发热、腹痛、里急后重、大便脓血。若感染疫毒，发病急剧，伴有突然高热、神昏、惊厥者，为疫毒痢。痢疾初起，先见腹痛，继而下痢，日夜数次至数十次不等。常发于夏秋季节，由湿热之邪，内伤脾胃，致脾失健运，胃失消导，更挟积滞，蕴结肠道而造成的。

 ## 蜂巢防治细菌性痢疾

　　◎蜂巢焙干，研细末，每次1～2勺，每日3次，温开水送服。4～7日为1个疗程。功效：解毒止痢。用于细菌性痢疾。（赣州《草医草药简便验方汇编》）

薯粉蜜羹辅治痢疾

◎ 干番薯片 100 克，研磨成粉，用水调匀。以小火煮熟变稠时，加蜂蜜 50 克，煮沸即成。《金薯传习录》说："痢疾……若湿热所致，……用此薯蒸熟，以芍药汤频频嚼服，或薯粉调冬蜜服，亦愈。"今变通其法，可用于痢疾的辅助治疗。

藕汁糖蜜膏调治细菌性痢疾

◎ 鲜藕 1500 克，洗净剁细（或擦丝），用纱布绞取藕汁。加红糖 200 克，共煎熬。先用大火煮开后，继续用小火加热煎熬成膏。加蜂蜜 1 倍量煮沸后停火，待冷后，装瓶。每次服用 1 汤匙，用开水冲服，每日 3 次。可调治细菌性痢疾。

萝姜蜜茶调治赤白痢

◎ 白萝卜 100 克，生姜 30 克，陈细茶 3 克，蜂蜜 30 克。做法：将萝卜、鲜姜捣烂，分别取萝卜汁 1 小杯和姜汁 1 汤匙，与蜂蜜及陈茶混在一起，用沸水冲泡。用法：代茶饮，饭前服，每日 3 次，连服 3 日。功效：清热，止痢。适用于赤白痢疾，腹泻腹痛，里急后重者，也可用于食积泄泻者。

蜂蜜调治痢疾验方集锦

验方 1 蜜汁绿茶

◎ 蜂蜜 30～50 克，鲜葡萄汁、生姜汁各 50 克，绿茶 5 克。用沸水泡绿茶 1 杯。加入葡萄汁、姜汁、蜂蜜混匀。每日 2 次，趁热顿服。本方除烦止渴，健胃止痢。适用于调治细菌性痢疾。

验方 2 蜂蜜银花茶

◎ 白蜂蜜 25 克，金银花 20 克。取金银花置铜器密封，烧存性研末，用白蜜水冲服，每次 20 克。适用于调治急性痢疾。

验方 3 蜂蜜苦瓜花饮

◎ 蜂蜜 15 克，鲜苦瓜花 12 朵。用法：将鲜苦瓜花捣烂取汁，与蜂蜜调匀服用。适用于调治急性痢疾。

验方 4 狼把草蜜饮

◎ 蜂蜜 50 克，狼把草 50～100 克。先把狼把草用水煎 30 分钟，去渣后加入蜂蜜调匀服用。《本草图经》说："狼把草，主疗血痢。"本方适用于调治肠道传染病、下痢赤白、脓血性痢疾。

验方 5 蜜调黄瓜

◎ 蜂蜜 50 克，小嫩黄瓜 10 条。用法将嫩黄瓜用水刷洗干净，切成粗丝放入盘内，浇上蜂蜜拌匀即可。每日2次，连服3日。适用于调治中毒性血痢。

验方6 马齿苋蜜汁饮

◎ 蜂蜜30克，鲜马齿苋1000克。将马齿苋洗净、绞汁，加入蜂蜜混匀。每日服2剂。适用于调治急性细菌性痢疾。

验方7 蜂蜜蛋黄酒

◎ 蜂蜜100克，鸡蛋黄1个，白酒120克。将上述3味放到一起煮，煮到蛋黄半熟即可。适用于调治赤痢。

验方8 蜂蜜荭草花

◎ 蜂蜜25克，荭草花18克。将荭草花研成细末，加入蜂蜜拌匀。分2次服用。荭草花为蓼科植物红蓼的花序。《摘元方》称为水荭花，说它能"治痢疾初起。"本方适用于调治赤痢。

验方9 大蒜石榴皮蜜饮

◎ 蜂蜜100克，大蒜50克，石榴皮250克。将大蒜、石榴皮加水煎成浓汁，待凉后加入蜂蜜搅匀。每日早、晚各服1杯，10日为1个疗程。适用于调治久治不愈的慢性肠炎继发的痢疾。

验方10 蜂王浆酒

◎ 鲜蜂王浆100克，白酒500克。将其混合拌匀，每日服3次，每次服 30～50 克混合液。适用于下痢患者。

验方 11　茶花糖蜜

◎ 茶花粉 10 克，白糖 5 克，蜂蜜 15 克。将茶花粉和白糖用温开水调和冲服。每日服 2 次，每次 1 剂。适用于赤痢患者。

验方 12　南瓜花粉蜜

◎ 南瓜花粉 15 克，马齿苋 30 克，蜂蜜 15 克。先将马齿苋水煎，去渣取液，加入花粉、蜂蜜调匀。每日服 2 次，每日 1 剂。适用于调治痢疾等症。

验方 13　鱼腥草山楂蜜饮

◎鱼腥草 18 克，山楂炭 9 克，蜂蜜 25 克。水煎滤取汁液后，兑入蜂蜜，搅匀饮用。每日 1～2 剂。功效：清热止痢，健胃消食。适用于湿热下痢，对痢下赤白黏冻伴脓血便者尤宜。

验方 14　蜂胶丸

◎ 直接取新鲜蜂胶，用手搓成丸。每丸重约 1 克，每日口服 3～4 次，每次服 4～6 克。

验方 15　蜂胶酊

◎ 蜂胶 20 克，白酒 15 毫升。用法：先将蜂胶加入食用酒精制成蜂胶酊，然后再加水至 100 克。口服，每日 2 次，每次 20～40 克。

适用于痢疾患者。

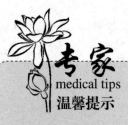

专家
medical tips
温馨提示

痢疾患者的家庭及个人预防措施，强调"四要""三不要"。

◎ **"四要"** 是指：要消灭苍蝇；饭前便后要洗手；生吃瓜果要洗烫；得了痢疾要早报告、早隔离、早治疗。

◎ **"三不要"** 是指：不要吃腐烂变质的食物；不要随地大便；不要喝生水。

下篇
巧用蜂蜜
治百病

巧用蜂蜜治腹泻

　　腹泻，中医又称泄泻，是指排便次数增多，粪便稀薄，甚至泻出如水样而言。本病一年四季均可发病，而以夏秋季节为最多。西医的急慢性肠炎、肠结核、肠功能紊乱、结肠过敏等疾病，多以腹泻为主要症状。中医学认为泄泻的主病原因有感受外邪、饮食所伤，情志失调，脏腑虚弱等因素。

1. 寒湿泄泻

　　大便泻下清稀、腹部冷痛，同时多伴有恶寒发热，头痛鼻塞，食欲缺乏，脘腹闷胀，肠鸣不适，身重乏力，舌苔白腻等症状表现。治疗主要是温化寒湿、健脾助运，常用藿香正气散加减。

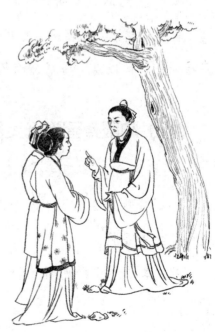

2. 暑湿泄泻

　　夏秋之间，湿热伤及脾胃，可发

生大肠湿热型腹泻。主要表现为泻下不爽或泻下急迫，便黄臭秽，肛门灼热，烦热口渴、口苦口黏，腹部绞痛，小便短赤，出现黄腻的舌苔。清化湿热，调理胃肠，是中医有效的治法，常用葛根芩连汤加味。

3. 肝气乘脾（精神压力型腹泻）

症状特点是腹痛而泻，气怒时加重，泻后痛缓，常常感觉胸胁胀满，两胁痛胀，嗳气纳少，肠鸣矢气（屁多），有的还泛吐酸水。治疗以疏肝健脾、缓痛止泻为主，常用方为痛泻要方。

4. 肾阳虚衰（五更泻）

肾阳虚泄泻，黎明即泻，故又称"五更泻"。主要表现为晨起泄泻，脐腹凉痛，喜暖喜按，畏寒肢冷，腰膝酸软，神疲乏力，腹痛即泻，泻后痛止。治以温补脾肾、固肠止泻，常用方为四神丸。

 冲服蜂蜜治肠炎腹泻

◎ 蜂蜜 40 克。用法：将蜂蜜用凉开水冲服，每日 3 次，最好在饭前 1 小时或饭后 2～3 小时服用。小儿用量酌减，可混合在稀粥、牛奶或豆浆中喂服。

注：本方适用于肠炎、腹泻、痢疾、伤寒等疾病。

蜂蜜鲜藕治腹泻

◎ 鲜嫩藕 200 克，生姜 20 克，蜂蜜 30 克。制作：用净纱布包好，放在瓷盆里用木块压或用手挤出汁。藕汁清热生津；生姜汁和胃散寒。此方有散寒清热、生津和胃止呕的作用。呕吐患儿，可作为饮料，1 日内分数次服用。对小儿感冒、烦渴、腹泻也有一定疗效。

 ## 荔枝蜜粥治久泻

◎荔枝干 15 枚，蜂蜜 15 克，粳米 50 克。将荔枝干去皮洗净，粳米淘净，同放锅内，加清水适量，用武火烧沸后，转用文火煮至米烂粥熟，再调入蜂蜜即可。5 天为 1 疗程，每日 1 次。用于脾肾阳虚型久泻。方中荔枝味甘、酸，性温，可止呃逆，止腹泻，开胃益脾，促进食欲，是顽固性呃逆及五更泻的食疗佳品。

 ## 豆浆蜂蜜治久泻

◎ 每天早上喝豆浆时调入 1 勺蜂蜜，为 10 ～ 15 毫升。经月余，腹泻状态可大为好转。连服约 3 个月，大便已成形，腹部也无压痛感。

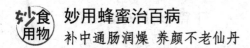
蜂蜜食醋疗腹泻

◎ 蜂蜜、食醋各60克，加温开水300克，搅匀即可。此为1天的剂量。第1次服200克，以后每隔3小时服70克。一般6～8小时后症状缓解，24小时腹泻基本停止。次日再服一天，症状就能消失，大便由稀变干。

按：蜂蜜食醋可治疗肠胃炎。原因是：蜂蜜、醋酸均有很强的杀灭大肠埃希菌、痢疾杆菌等功能。口服后，能直接杀灭肠胃中的细菌，达到止泻止痛的目的。用蜂蜜食醋治疗腹泻的好处有很多：一是效果好，当天见效，2天治愈；二是大多数家庭都备有，不用上医院；三是花钱少；四是大人小孩都适宜；五是方法简单，没有不良反应。腹泻一开始就应及时服用，过几天后服用效果就不满意了。

姜茶乌梅饮治久泻久痢

◎ 生姜10克，乌梅30克，绿茶6克，蜂蜜15克。做法：生姜、乌梅肉切碎，共放保温杯中，以沸水冲泡，盖严温浸半小时后，再加蜂蜜。功效：生津，止痢，消食，温中。适用于细菌性痢疾和阿米巴痢疾。方中乌梅性温味酸，有生津止渴、涩肠止泻的作用，可治久泻、久痢、蛔厥腹痛等。

莲藕粥治脾虚泄泻

◎ 老莲藕 250 克，粳米 100 克，蜂蜜 25 克。莲藕洗净，切成细丁；粳米淘净后同入锅中，加水煮粥，入蜂蜜调味，早、晚空腹服食，连服 4 天。有健脾、开胃、止泻、益血作用。适用于年老体虚，食欲缺乏，大便溏薄，热病后口干烦渴者。对慢性肠炎脾胃虚弱型腹泻疗效明显。

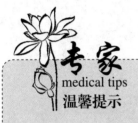

专家
medical tips
温馨提示

　　◇ 腹泻病人要给予清淡易消化的饮食，如面条、米粥等，忌食辛辣炙煿及肥甘厚味，忌食生冷瓜果。

　　◇ 暴泻患者，可给予淡糖盐水。

　　◇ 平时加强饮食卫生及水源管理，不吃腐败变质的食物，不喝生水，生吃瓜果要洗净，要养成饭前便后洗手的良好习惯。

下 篇

巧用蜂蜜
治 百 病

巧用蜂蜜治便秘

便秘是指大便秘结不通，排便间隔时间延长，或有便意而排出困难的一种病证。西医所谓习惯性便秘，或暂时性肠蠕动功能失调的便秘，以及因其他疾病而并发的便秘，均属本证范畴。

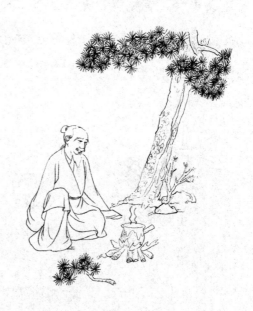

我们都知道，人体内的毒素，主要是通过粪便排出体外。正常的排便，能清除体内糟粕，调节人体的气机，升清降浊，保持脏腑和调。故古人云："若要长生，肠中常清；若要不死，肠中无滓。"欲求健康长寿，保持大便通畅至关重要。

中医学认为，燥热内结，津伤血少，气血亏虚，均能引起肠道气机失调，传导失常而形成便秘。故调治便秘应分清虚证与实证，虚证应补气血、养阴润肠，实证行气导滞或泻热通便。

决明葛粉蜜粥治热结便秘

◎ 决明子 30 克，葛粉 30 克，粳米 50 克，蜂蜜 30 克。先将决明子炒至微有香气，然后加水煎取药汁，放入粳米、葛粉煮粥。粥将熟时，加入蜂蜜，再煮 1~2 分钟即可。功效：清热润肠通便。适用于肠胃积热、耗伤津液所致之大便秘结，小便短赤，口干、口臭，甚或腹胀腹痛。

 ## 黄豆皮蜜煎治气滞便秘

◎ 干黄豆皮 20 克，蜂蜜 30 克。将黄豆皮加清水煎煮 30 分钟，取汁调入蜂蜜，分 2 次服食，每日 1 剂，连服 1 周。功效：顺气行滞。适用于气滞便秘。多因情志不畅、气机郁滞而出现大便不通，欲便不能，嗳气频作，或腹中胀痛，纳食减少者。

 ## 蜜汁红薯叶治气滞便秘

◎ 红薯叶 500 克，蜂蜜 15 克，食油、食盐各适量。将红薯叶洗净，加蜂蜜、食油、食盐煮熟食用。每日 2 次，连食数天。功效：顺气行滞。适用于气滞便秘。

松子仁蜂蜜粥治阴虚便秘

◎ 松子仁 30 克，糯米 50 克，蜂蜜适量。将松子仁捣成泥状，加入糯米煮粥，粥成待温冲入蜂蜜，分早、晚空腹服食。功效：滋阴补肾，润肠通便。适用于阴虚便秘、因阴液不足，不能滋润大肠而出现大便干结，形体消瘦，眩晕耳鸣，腰膝酸软者。

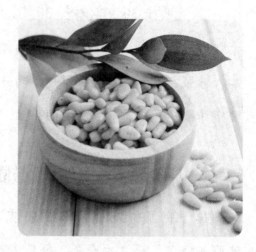

蒲公英蜜汤治实热便秘

◎ 鲜蒲公英 60 克，加水适量，煎取药液 50～100 毫升，加蜂蜜 1 汤匙，每日服 1 剂，连服 3～5 日。用于实热便秘，大便燥结难下者。

蜂蜜治便秘小验方

◎方法 1：苦丁茶 2 克，蜂蜜 25～50 克。最好头天睡觉前冲好苦丁茶，第二天清晨起床空腹时，用冷苦丁茶水冲上蜂蜜饮用。喝完苦丁蜂蜜茶后，再喝上一杯白开水，一般2～4小时后可通便。功能：清热润燥，刺激肠蠕动，尤宜于热结便秘。

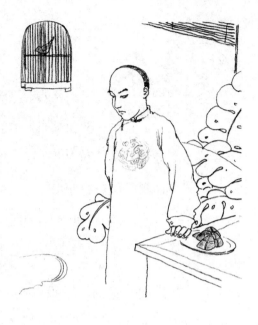

◎ 方法2：蜂蜜、白萝卜各适量，先将白萝卜洗净切成片，蘸蜂蜜生食，每日数次，最适用于青少年便秘者。

◎ 方法3：蜂蜜、香蕉各适量，将香蕉剥皮，以其肉蘸蜂蜜生食，每日数次，最适用于老年人及习惯性便秘者。

◎ 方法4：红薯200克，去皮切碎，放入大枣50克，加水500毫升，煎至300毫升时加入蜂蜜25克，用文火煎5～10分钟，冷却后即可服用。每日1剂，分早晚2次空腹服用，连汤带渣一起服完，一般3～5天可见效。此方滋补脾阴，润肠燥，通大便可获显效。

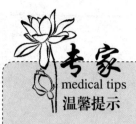

治疗便秘时，不要把服用泻药看成常规治疗便秘的唯一方法。对便秘应注意病因治疗，并从生活、饮食习惯等方面加以纠正。食物不能过于精细，宜多食富有植物纤维的蔬菜等；应鼓励病人多做体育运动，养成定时大便的习惯。

在运用偏方治疗的同时，如能把握防治便秘的"六要点"，则收效更捷。这"六要点"可用歌诀概括为：

饮食均衡不偏食，蔬菜水果要多吃；

定时排便建信号，时间最好在晨起；

90度曲身做锻炼，腹肌增强排便易；

积极治疗原发病，病愈便秘可康宁；

每日饮水量要足，肠润便秘自康复；

心情舒畅很重要，肝和脾健肠自通。

巧用蜂蜜治胃痛

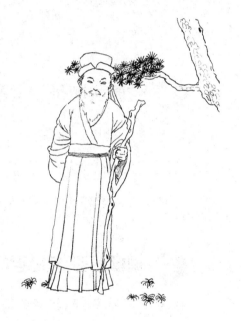

　　胃痛是临床上常见的一个症状，多见急慢性胃炎，胃、十二指肠溃疡病，胃神经官能症。也见于胃黏膜脱垂、胃下垂、胰腺炎、胆囊炎及胆石症等病。

　　凡由于脾胃受损，气血不调所引起胃脘部疼痛的病证，又称胃脘痛。历代文献中所称的"心痛""心下痛"，多指胃痛而言。如《素问·六元正纪大论》说："民病胃脘当心而痛。"《医学正传》说："古方九种心痛……详其所由，皆在胃脘，而实不在于心。"至于心脏疾患所引起的心痛症，《内经》曾指出："真心痛，手足青至节，心痛甚，旦发夕死，夕发旦死。"在临床上与胃痛是有区别的。

红糖蜂蜜茶温胃止痛

◎ 红茶5克,蜂蜜、红糖各适量。将红茶置于保温杯中,用沸水冲泡。加盖浸泡10分钟,再加入红糖和蜂蜜即成。功能和中润燥,养胃止痛。适用于老年消化性溃疡,胃痛缠绵、久痛不愈、不思饮食、口干便结、神疲乏力、面色萎黄者。

 ### 生姜甜椒茶治虚寒性胃痛

◎ 生姜、甜椒各30克,蜂蜜50克。煎水当茶饮用。生姜温中止呕之功;甜椒具有兴奋开胃、发汗散寒、行血驱风等功效。生姜和甜椒煎汤当茶饮用,对胃寒胃痛效果良好。

 ### 糖蜜红茶饮治老年消化性溃疡

◎ 红茶5克,蜂蜜、红糖各适量。将红茶置于保温杯中,用沸水冲泡,加盖浸泡10分钟,再加入红糖和蜂蜜即成。功能和中润燥,养胃止痛。适用于老年消化性溃疡,胃痛缠绵、久痛不愈、不思饮食、口干便结、神疲乏力、面色萎黄者。

白糖蜂蜜茶治消化性溃疡

◎ 白糖 250 克，蜂蜜 250 克，茶叶 250 克。服法：白糖、蜂蜜、茶叶共加水 4 大碗，煎熬至剩 2 大碗后，去渣取汁，储于有盖的瓶中，经 10 天后即可服用。每日早、晚各 1 匙。功效：和胃，止痛。适用于胃及十二指肠溃疡患者。

三七蜂蜜炖鸡蛋治消化性溃疡

◎ 鸡蛋 1 枚，蜂蜜 30 毫升，三七粉 3 克。将鸡蛋打入碗中搅拌，加入三七粉拌匀，隔水炖熟再加蜂蜜调匀服食，每日 1 剂。功效：三七止血抗炎；蜂蜜补中益气，健脾胃；此方可疏肝理气，和胃健脾，适用于上腹疼痛，呕吐、伴恶心、嗳气者。

花生牛奶蜜治消化性溃疡

◎ 花生仁 50 克，牛奶 200 克，蜂蜜 30 克。先将花生仁用清水浸泡 30 分钟，取出捣烂；牛奶用锅煮沸，加入捣烂的花生仁，再煮沸，取出晾凉，调入蜂蜜，即成。每日服 1 剂，睡前食用。功效：花生富含不饱和脂肪酸及卵磷脂，有益气补虚的作用；牛奶含丰富的蛋白质，能修补组织和增强免疫。蜂蜜补中益气。此方对胃溃疡有较好疗效。

芦荟花粉蜜汁治胃痛

◎ 蜂花粉 20 克，蜂蜜 500 克，鲜芦荟汁 75 毫升。用法：将 3 味混匀，每次服 1 茶匙，饭后 30 分钟服用，每日 3 次。功效：清肝和胃，止痛。适用于胃酸不足引起的胃炎、胃痛及肠道功能紊乱者。

陈皮甘草蜜饮治消化性溃疡

◎ 蜂蜜 30 克，甘草 9 克，陈皮 6 克（反酸明显加浙贝母 9 克，海螵蛸 12 克）。水适量，先煎甘草、陈皮去渣，冲入蜂蜜。每日 1 剂，分 3 次服。功能理气和胃，缓急止痛。治胃及十二指肠溃疡。

蜂蜜加马铃薯治胃病

◎ 马铃薯 1000 克，蜂蜜适量。做法：将马铃薯洗净，用搅肉机搅烂，用洁净纱布包之挤汁。放入锅内先以大火煮沸，再以文火煎熬。当浓缩至黏稠状时，加入 1 倍量的蜂蜜一同搅拌，再以文火煎成膏状，冷却后待用。服法：空腹时服用，每日 2 次，每次 1 汤勺，20 天为 1 个疗程。能健脾养胃，降低胃酸，消除恶心。适用于胃及十二指肠溃疡等症，对肠胃不好者也有很好的调理效果。

巢脾鸡蛋饼调治胃痛

◎ 老蜂巢脾1张, 鸡蛋2枚。

用法: 将老蜂巢脾剪碎放入鸡蛋内搅匀, 煎成鸡蛋饼, 每日早晨空腹食用1次, 尽量多食用。

功效: 温胃健脾, 止痛。适用于调治各种胃痛。

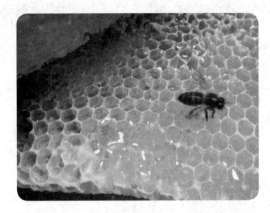

注: 蜂巢脾是由于在幼虫发育期巢房内存有过量的王浆, 在虫发育后期在巢房内作茧营居, 当蜂蛹羽化后留于巢房内的茧衣。

巢脾蜂蜜蛋羹治胃痛

◎ 蜂巢脾15克, 鸡蛋2枚, 蜂蜜30克。用法: 将蜂巢脾剪碎后用热水洗净, 去除部分蜡质, 加蜂蜜、鸡蛋及水少许搅拌均匀, 于锅内蒸成蛋羹, 早、晚空腹各食1次, 连食用7日为1个疗程。一般食用1个疗程即可见效。功效: 健胃, 缓急, 止痛。适用于急性胃炎、胃窦炎引起的胃痛者。

下 篇

巧用蜂蜜
治 百 病

巧用蜂蜜治肝病

蜂蜜对肝脏的保护作用，能为肝脏的代谢活动提供能量准备，能刺激肝组织再生，起到修复损伤的作用。慢性肝炎和肝功能不良者，可常吃蜂蜜，以改善肝功能。

蜂蜜大蒜抑制乙肝病毒

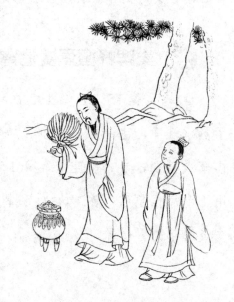

◎ 把大蒜放微波炉中加热1～2分钟，或者用开水烫5分钟左右，然后再用蜂蜜泡1周左右就可以吃了。在倒入蜂蜜前，可以先将大蒜放入30%左右的盐水中浸泡一段时间，捞出后去除水分，以免造成大蒜腐烂，这样做出来的大蒜没有涩味，味道会更好。食用时，可以用水把蜂蜜稀释后饮用，也可加入适量的柠檬汁。

按：蜂蜜中所含的矿物质和糖分，能和大蒜的营养成分相结合，食用可增强肝脏功能。一项临床实验表明，大蒜能增强肝脏功能。30位乙型肝炎患者每天食用9～10瓣蒜，坚持2～3个月后，乙肝病毒明显减少，病情也逐步好转。吃蜂蜜浸泡过的大蒜，能弥补大蒜伤阴的缺点，还能更好地保护胃黏膜。

 ## 蜂蜜五味子大枣治慢性肝炎

◎ 五味子60克，大枣150克，蜂蜜200克。将五味子、大枣洗净，放入锅内，加清水3000毫升，小火煮至500毫升，去药渣，放入瓷盆内，加入蜜糖，小火隔开水炖1小时，冷却备用。每日3次，每次30毫升。功能健脾护肝，降低谷丙转氨酶。

 ## 芹菜蜜汁治肝炎

◎ 鲜芹菜150克，蜂蜜适量。芹菜洗净捣烂绞汁，与蜂蜜同炖温服。每日1次。有清热解毒、养肝降脂的功效，适用于急慢性肝炎、脂肪肝的辅助食疗。

芹菜萝卜车前蜜汁治肝炎

◎ 鲜芹菜 100～150 克，萝卜 100 克，鲜车前草 30 克，蜂蜜适量。将芹菜、萝卜、车前草洗净，捣烂取汁，再将其煮沸，待晾温后放入蜂蜜即可服用，每天 1 次，治疗慢性肝炎属肝热脾虚者，表现为胁肋胀痛，口苦吐酸，心烦易怒，饮食减少，体倦乏力，面色萎黄，小便短黄。

蜂蜜芍药汤柔肝止痛

◎ 白芍、甘草各 9 克，煎汤取汁；加蜂蜜 30 克，溶化服。本方取蜂蜜、甘草补脾胃、缓急止痛，白芍敛阴柔肝而止痛。用于脾虚肝旺，肝脾不调所致的脘腹拘急疼痛，肝炎病人肝区疼痛，少食易饥，饥时发作者。

大枣花生蜜汤养肝护脾

◎ 大枣 50 克，花生 50 克，蜂蜜 30 克。将大枣、花生洗净备用，将花生放入砂锅，加适量水，熬煮 1 小时，再加入大枣熬煮 30 分钟，调入蜂蜜即成。本方有健脾、益气、养肝的功效，适用于急慢性肝炎、肝硬化血清转氨酶升高的患者。

花生山楂核桃蜜羹调治脂肪肝

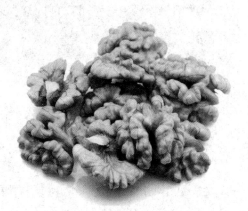

◎ 花生 50 克，山楂 30 克，核桃仁 30 克，黑芝麻 30 克，蜂蜜 20 克。做法：将花生洗净、晾干，炒香，备用。黑芝麻拣净，入锅，微火炒香，待用。将核桃仁晒干或烘干。山楂切片，晒干或烘干。诸味共研为细末，调入蜂蜜，拌匀。服时将其放入碗中，用温开水调匀，隔水蒸至糊状即成。用法：早、晚餐食用。功效：滋补肝肾，活血化瘀，利湿降脂。用于调治脂肪肝。

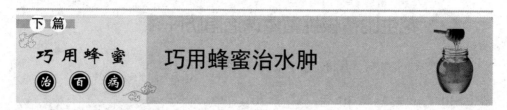

巧用蜂蜜
治 百 病

下 篇

巧用蜂蜜治水肿

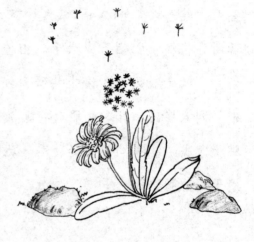

　　水肿是指血管外的组织间隙中有过多的体液积聚，为临床常见症状之一。水肿是全身气化功能障碍的一种表现，与肺、脾、肾、三焦各脏腑密切相关。依据症状表现不同而分为阳水、阴水两种，常见于肾炎、肺心病、肝硬化、营养障碍及内分泌失调等疾病。

　　水肿表现为手指按压皮下组织少的部位（如小腿前侧）时，有明显凹陷。中医学称之为"水气"，亦称为"水肿"。中医是如此定义水肿的：各种原因导致的体内水液运行障碍，水湿停留，泛溢肌肤，引起头面部、四肢、甚至全身浮肿的病症，称水肿。

苡仁大枣蜜治慢性肾炎水肿

◎ 大枣 10 枚，糯米、生薏苡仁各 30 克，红糖、蜂蜜各 1 匙。薏苡仁用冷水洗净、滤干；大枣用温水浸泡片刻，洗净；糯米淘洗干净，与薏苡仁、大枣一起倒入小钢精锅内，加冷水 3 大碗，用中火烧煮约 40 分钟，离火。食前加蜜和红糖。每日 2 次，每次 1 碗，作早餐或下午当点心吃。2 个月为 1 个疗程。此方具有补脾利湿的作用，适用于慢性肾炎水肿患者食用。

姜蜜桂圆大枣汁治小儿水肿

◎ 蜂蜜 250 克，大枣、龙眼肉各 250 克，鲜姜汁 1 汤匙。用法：大枣、龙眼肉加水煮至七成熟时，加入鲜姜汁、蜂蜜，煮沸调匀分服。每次 15 ～ 30 克，每日 2 次。主治小儿脾肾两虚水肿。

蜂蜜消肿茶治疗一般性水肿

◎ 蜂蜜 30 克，茯苓 10 克，绿茶 2 克。做法：将茯苓研成粉，加水 500 毫升煎煮，充分搅拌条件下加入茶叶，继续煎一会儿，停火，加入蜂蜜，当茶饮。每日 1 剂。功效：健脾渗湿消肿。

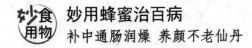
蜂蜜瓜皮汁理气利水

◎ 蜂蜜50克，冬瓜皮15克，香附6克。制法：冬瓜皮、香附加水适量煎煮，取汁，兑入蜂蜜。用法：每日1次，连续饮数日。

黑大豆蜜丸治慢性肾炎水肿

◎ 黑大豆120克，山药、黄芪、苍术各60克。上药共研成细末，用蜂蜜调和，做成丸药，每丸重约10克。服法：每次1丸，每日3次。功能：益气健脾，化瘀利水。主治：慢性肾炎、面目下肢水肿、腰痛蛋白尿。

辨证加减：若神疲气短，吃饭不香，大便不实，面色萎黄，腰膝酸软，形体消瘦，舌淡红，此为脾肾气精两虚，固摄无权，以益气固肾摄清之法施治：党参、白术各12克，升麻、益智仁、补骨脂、菟丝子、枸杞子、熟地黄、山茱萸、金樱子、潼蒺藜各9克，龙骨15克（先煎），另服黑大豆丸。若水肿反复或良久不退，面白肢冷，尿少，大便溏薄，腰酸背痛，此属脾肾阳虚，水湿泛滥，治宜温阳益气利水：附子、党参、黄芪、白术、仙茅、淫羊藿各9克，桂枝6克，茯苓15克，生姜3克，另服黑大豆丸。

按：黑大豆一药，古人论述颇丰。除了《本草纲目》记载它有补肾消肿利水、活血解毒之功效外，不少方书中也有大量记载。肾炎除脾肾亏虚之外，也与瘀、热、毒有关。而黑大豆身兼数种功能，无疑是十分适用的。且其本身为优质蛋白，能补人体蛋白之丢失，故无论在治疗期间，还是在巩固疗效时期，均可服用，临床实践证明确有良好的疗效。

　　此药宜研末或入丸吞服。如果入汤煎，其效大逊。一般早、晚各服1次，每次10克，温开水送服。临床上常将黑大豆丸与辨证复方合用。待病情稳定后，常服黑大豆丸以巩固疗效。

下 篇

巧用蜂蜜
治 百 病

巧用蜂蜜治高血压

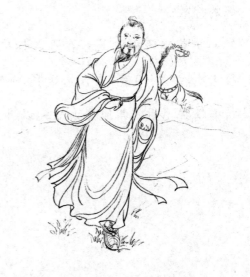

　　高血压是指人体血压高于正常值。根据 1999 年世界卫生组织及世界高血压联盟关于高血压的诊断和分级标准，成人在安静状态下收缩压经常超过 18.7kPa（140 毫米汞柱），或者舒张压经常超过 12kPa（90 毫米汞柱）就可以诊断为高血压（青少年标准与此不同）。

　　高血压是人类一种顽固性疾病，目前还没有一种药物能彻底根治。并且此类病人往往需要长期用药，药物可能产生不良反应和耐药性。而蜂王浆、蜂蜜具有安全健康，多病同治的特性，无疑是人们理想的天然绿色食品，是高血压患者的理想选择之一。除坚持服用降压药外，结合使用蜂王浆、蜂蜜能缓解和防治高血压，使血压趋于正常。

蒜蜜奶茶治高血压

◎ 蜜渍大蒜 2 头，酸牛奶 100 毫升，蜂蜜 10 毫升。将大蒜头瓣开，切碎，与酸牛奶一起放入家用果汁机中，快速打匀，加入蜂蜜拌匀后即成。每日 1～2 剂，分 1～2 次服用。具有消积解毒、行滞降压、补钙祛脂等功效，适用于各型高血压病者。

山楂荷叶蜜茶降血脂降血压

◎ 生山楂 50 克，荷叶 15 克，普洱茶 5 克，蜂蜜 50 克。前三味共放锅中，加水 1000 毫升，用小火煎煮至 300 毫升左右，滤去药渣，加入蜂蜜，倒入保温杯中代茶饮用，每天 1 剂。山楂、荷叶均有扩张血管、降低血压、降血脂的作用，又具有减肥的功效，对高血压、高血脂、冠心病兼身体肥胖者尤为适宜。

燕麦玉竹蜜粥治高血压

◎ 燕麦片 100 克，玉竹 15 克，蜂蜜适量。玉竹用冷水泡发，煮沸 20 分钟后取汁，再加清水煮沸 20 分钟取汁，合并 2 次药汁，加入麦片煮开，用文火熬煮成稠粥，加蜂蜜食用，每日 2 次，饭前、饭后服均可。

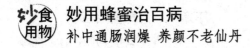
蜂蜜黑芝麻治高血压

◎ 用蜂蜜 100 克，黑芝麻 75 克。先将黑芝麻蒸熟捣如泥，放蜂蜜搅拌，用温开水冲化，每日分 2 次服用。

芹菜枣蜜茶降血压

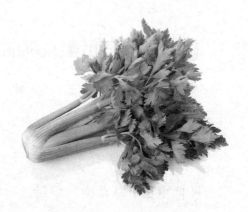

◎ 鲜芹菜 60 克，大枣 30 克，蜂蜜 1 汤匙。将芹菜、大枣煎取汤汁，调入蜂蜜代茶饮。本方有健脾养心，降压降脂的功效。可用于高血压、高血脂及冠心病患者的辅助治疗。

按：芹菜中含有多种维生素。其中维生素 P 可降低毛细血管的通透性，增加血管弹性，具有降血压，防止动脉硬化和毛细血管破裂等功能。可谓高血压和高血脂人群的保健佳品。

二子蜜茶益肝明目降血压

◎ 决明子 50 克，枸杞子 15 克，茶叶 5 克，蜂蜜 30 克。将决明子略炒香后捣碎,与枸杞子、蜂蜜共放茶壶中,冲入沸水适量,盖闷 15 分钟,代茶频频饮用,每天 1 剂。有益肝滋肾、明目通便的功效,适宜于调治高血压引起的头晕目眩、双目干涩、视物模糊、大便干结等症状。

蜂胶胶囊方治高血压

◎ 把蜂胶置冰箱冷冻 2 小时后取出粉碎,然后用 70% 的酒精溶液 4 份浸提 48 小时,每隔 6 小时振动 30 分钟,最后静置 2 小时取上清液,重复 3 次,将上清液混合、过滤、低温干燥,加入等量淀粉或燕麦粉,粉碎。把蜂胶淀粉平铺在盘中,装入胶囊,每粒 0.5 克。口服,用于糖尿病、癌症、高血压等患者。

下 篇

巧用蜂蜜
治 百 病

巧用蜂蜜治高脂血症

脂肪代谢或运转异常使血浆一种或多种脂质高于正常称为高脂血症。高脂血症是一种全身性疾病，是指血中胆固醇（TC）和（或）三酰甘油（TG）过高或高密度脂蛋白胆固醇（HDL-C）过低。现代医学称其为血脂异常。该病对身体的损害具有隐匿性、渐进性和全身性。它的直接损害是加速全身动脉粥样硬化。因为全身的重要器官都要依靠动脉供血、供氧，一旦动脉被粥样斑块堵塞，就会导致严重后果。动脉硬化引起的肾衰竭等，都与高脂血症密切相关。大量研究资料表明，高脂血症是脑卒中、冠心病、心肌梗死、心脏猝死独立、重要的危险因素。

山楂荷叶蜜茶降血脂减肥

◎ 生山楂 50 克，荷叶 15 克，普洱茶 5 克，蜂蜜 50 克。山楂、荷叶、普洱茶共放锅中，加水 1000 毫升，用小火煎煮至 300 毫升左右，滤去药渣，加入蜂蜜，倒入保温杯中代茶饮用，每天 1 剂。山楂、荷叶均有扩张血管、降血压、降血脂的作用，又具有减肥的功效，对高血压、高血脂、冠心病兼身体肥胖者尤为适宜。

大黄绿豆蜜饮治高脂血症

◎ 生大黄 3～6 克，绿豆 60 克，蜂蜜 20 克。先将绿豆加水煮烂，约 2 小碗。生大黄另煎约 2 分钟，取汁 100 毫升。将大黄汁与蜂蜜兑入绿豆汤中，拌匀，备用。分 2 次，吃豆喝汤，当日吃完。有降低血脂，清热通便，清暑解毒，活血化瘀功效。主治各类型高脂血症，对于高脂血症伴有大便干结及冠心病心绞痛，出现气滞血瘀症状者尤为适合，也适合高脂血症病人在夏秋两季选用。注意，脾虚便溏的高脂血症病人不宜食用。

绿豆蜜治高脂血症

◎ 绿豆 100 克，生大黄 6 克，夏枯草 10 克，蜂蜜 1 汤勺。生大黄、夏枯草水煎取汁，入绿豆煮沸，改小火煮至绿豆化开出香味，稍凉后调入蜂蜜即可。每日 1 剂，分 2 次服用，连用 10 剂为 1 个疗程，可反复用。具有清热解毒、散瘀通便、祛脂降血压等功用，适用于肝火炽盛型高脂血症者。

绿茶蜂蜜治高脂血症

◎ 绿茶 150 克，蜂蜜 250 克，米酒 1000 毫升。将绿茶、蜂蜜浸入米酒内密封，置于阴凉处，每日摇晃 2 次，15 日后即可饮服。每次于饭后饮 10～20 毫升，每日饮 3 次。适用于高脂血症，高血压及动脉硬化等。

 ## 灵芝蜂蜜降血脂

◎ 灵芝超细粉 15 克，蜂蜜 20 毫升。用法：将灵芝超细粉放入杯中，用开水冲泡待冷，加入蜂蜜拌匀，连灵芝超细粉一起服下。每天都可以服用。功效：调治冠心病、高血压、高血脂、便秘等病症。

 ## 经验方治高脂血症

◎方一：降脂蜜丸。山楂、肉从蓉、金樱子各 150 克，蜂蜜 450 克。将诸药研末，加蜂蜜制成 10 克重丸。每日 3 次，每次 1 丸。临床治疗高血脂 10 例，其中显效 8 例、好转 2 例。

◎方二：姜醋蜜茶。生姜 10 克，米醋 5 克，茶叶 3～5 克，蜂蜜 1 汤匙。做法：姜片用米醋浸泡一夜，再与茶叶、热水同泡，饮时调入蜂蜜。功能消食、化滞、降脂。

下 篇
巧用蜂蜜
治 百 病

巧用蜂蜜防癌抗癌

蜂王浆有防癌抗癌之效

◎ 蜂王浆是 5～15 日龄工蜂的咽头腺所分泌的呈奶油状的浆状液体，是哺育蜂王和幼虫的食物。在1955 年，就有试验表明蜂王浆有很好的抗癌作用。河北省肿瘤医院的动物实验也表明，蜂王浆在抑制肿瘤转移方面具有显著疗效。国内外的研究表明，蜂王浆中所含 10- 羟基 -2- 癸烯酸（10-HDA）、蜂王物质、

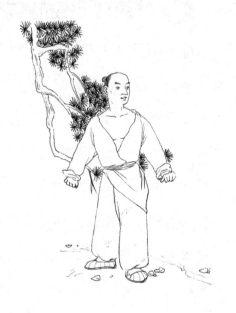

生物蝶呤（包括生物蝶和新蝶呤）等生物活性物质有很好的抗癌作用，并能增强机体免疫功能。蜂王浆中的类腮腺激素、维生素 A、维生素 E、维生素 C 及硒、铁、铜、钼、锰等微量元素同样有抑癌作用。

　　注：关于蜂王浆的用量，应视需要不同而定。儿童服用量极少，每日仅 1 毫克；成人营养美容日服 2～5 克；防病保健约 10 克；治疗重症患者 20 克。大剂量进服 1 个月后可进行检验，效果不明显者应向医生或有关专家咨询。

 ## 蜂胶有防癌抗癌之效

　　◎ 蜂胶是蜜蜂从植物的叶芽或树皮上采集来的一种具有黏性的树脂状物质。临床研究发现，食用蜂胶 3 个月到 1 年后，患者癌细胞活性大为降低，肿瘤都有不同程度的缩小，有的甚至痊愈。国内外研究表明，蜂胶中的咖啡酸苯乙酯对黑素瘤、结肠癌和胃癌细胞的作用极为明显，表现出抑制癌细胞的特性。其中所含丰富的黄酮类、萜烯类物质具有抗癌活性，尤其是多种倍萜类、二萜类、三萜类化合物，是抗白血病、抗肿瘤的重要成分。蜂胶中的多糖、酶类、有机酸等对癌症患者也有独特调养的作用。

 ## 蜂花粉有防癌抗癌之效

　　◎ 蜂花粉是蜜蜂从显花植物的花蕊内采来花粉粒（即植物的精子），并加入特殊的腺体分泌物、唾液和花蜜后初步加工制成的团状物。

早在 1979 年，美国抗癌协会主席就发现花粉中含有抗癌物质，随后美国农业部确定花粉食品能预防乳腺癌的发生。我国学者王维义所做的一系列研究表明，花粉能有效地阻止放射线及化疗药物对机体所致的损伤，并有明显的抑瘤效果。现代研究表明，花粉还含有维生素、微量元素和常量元素等具有抗癌作用的物质。蜂花粉中含有的花粉多糖是公认的人体免疫功能增强剂，可以提高人体的抗癌能力。

　　按：由于蜂花粉来源于大自然，附有少许尘沙，请将花粉与蜂蜜以 1∶4 的比例调和成花粉蜜。放置几天后服用，勿食沉在瓶底尘沙。一般早、晚空腹食用，每次 5～10 克，治疗剂量加倍。服用时请注意：①冲服花粉时，水温不要超过 60℃。②蜂花粉经过蜜蜂和人双重选择，安全无毒。但是对于个别有过敏反应者，请停用或采用逐渐加大服用量的方法；过敏体质的人，建议在饭后服用可减少过敏的发生；过去对花粉过敏的哮喘患者勿用。③花粉长期存放，应密封置于冰箱内。④花粉具有特殊的辛香味道，不太适口，所以服用

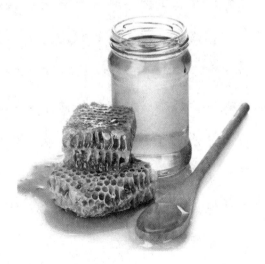

花粉，贵在坚持。

蜂毒有防癌抗癌之效

◎ 蜂毒肽可使肿瘤细胞完全失活。临床实践表明，活蜂蜇刺治疗子宫恶性肿瘤，不仅能止痛和改善症状，而且还能使瘤体迅速缩小。近年来澳大利亚科学家发现，蜂毒能与瞄准癌的单克隆抗体化学键合。在找出和杀灭癌细胞的同时，不会损伤健康细胞。

蜂蜜有防癌抗癌之效

◎ 蜂蜜是蜜蜂从植物的蜜腺采集来的花蜜，然后经过蜜蜂酿制、储存在蜂巢里的一种具有甜味的黏稠液体，其营养丰富又有抗癌作用。将蜂蜜涂在手术切口瘢痕上，能防止结肠癌的复发。科学家分析认为，蜂蜜中含有一种物质，能分解肿瘤细胞。许多研究还发现，蜂蜜中的咖啡酸能有效地防止结肠癌的发生，特别是对抗腺癌最有效。另外蜂蜜还能防止癌细胞向机体的其他部位转移和扩散，并增强正在使用的化学药物的疗效。美国布林约教授公布，蜂蜜中含有数量惊人的抗氧化剂，能清除人体内"垃圾"——氧自由基，起到抗癌防衰老的作用。

趣闻轶事：早在 40 多年前，柏林癌症研究所的科研工作者和医生就观察到，养蜂人患癌症的平均比例比一般人低。他们检查了 19026 名养蜂人，患癌症者只占 0.036%，而农民为 0.21%，酿造工人为 0.46%，建筑工人为 0.19%，食品工人为 0.26%，医生为 0.2%。法国著名农学家凯拉斯调查欧洲 1000 名已故养蜂人，结果仅发现 1 人死于癌症。美国医生贾维斯等对养蜂人中的癌症发生率也进行了一次调查，所调查的人中竟没有一人死于癌症。

研究表明，产生这种现象的原因在于：首先是养蜂人同蜜蜂朝夕相伴，常年生活在鲜花遍地、无污染的自然环境中；其次是养蜂人能经常食用具有保健作用的蜜蜂产品，并经常被蜜蜂蜇刺。

蜂蜜八宝粥防癌抗癌

◎ 大豆 100 克，玉米 100 克，银耳 50 克，大枣 9 枚，香菇 9 个，莲子 50 克，枸杞子 30 克，蜂蜜适量。将银耳、香菇放入碗内，用开水浸泡，水冷却后将其蒂去掉、滤干。把大豆、玉米、大枣、莲子和枸杞子用冷水洗净，同银耳、香菇一起放入砂锅中，加冷水小火煮沸，熬成粥状。将蜂蜜调入粥中，分 3 次服用，每日早晨服 1 次。既有强身健体的作用，又有抗癌防癌的作用（尤其适宜于肺癌、食管癌、胃癌、肠癌、乳腺癌、前列腺癌患者食用），还有抗衰老的作用。据有关专家鉴定：此药膳组合科学，无毒副作用，防癌效果明显，病人易于坚持食用。

慈菇膏治食道癌梗阻

◎慈菇（以野生者效佳）250克，蟹骨30克（煅研末），蜂蜜200克。制用法：慈菇洗净切片，用净水二碗熬取一碗，去慈菇纳蟹骨末及蜂蜜搅拌，再熬数沸停火，装瓶备用。日服3次，每次2汤匙。服完后如法炮制，约服用12剂。吞服如感觉自如，再服用20剂可痊愈。主治：食道癌如物梗食道，吞咽困难。

蜂蜜润肺止咳丸治肺癌咳嗽

◎ 露蜂房、僵蚕各等份，蜂蜜适量。将3味药研末，炼蜜为丸。每日2次，每次6克。功效润肺化痰、散结消肿。适用于肺癌咳嗽明显者。

下 篇
巧用蜂蜜
治 百 病

巧用蜂蜜治疼痛

　　现代医学所谓的疼痛，是指一种复杂的生理和心理活动，是临床上最常见的症状之一。它包括伤害性刺激作用于机体所引起的痛感觉，以及机体对伤害性刺激的痛反应［躯体运动性反应和（或）内脏自主性反应，常伴随有强烈的情绪色彩］。

　　痛觉可作为机体受到伤害的一种警告，引起机体一系列防御性保护反应。但另一方面，疼痛作为报警也有其局限性（如癌症等出现疼痛时，为时已晚）。而某些长期的剧烈疼痛，对机体已成为一种难以忍受的折磨。因此，镇痛是日常病痛中需要解决的重要问题。中医学认为，蜂蜜有缓急、止痛作用，躯体上的各种疼痛往往都会用到蜂蜜。

🪷 公英蜜茶治咽喉肿痛

　　◎ 蒲公英 20 克，蜂蜜 15 克，甘草 3 克，绿茶 15～20 克。先将蒲公英、甘草、绿茶加水煎煮 15 分钟，取药汁加入蜂蜜服用。每天 1 次，分 3 次服。公英茶具有清热解毒的作用，适用于风热感冒，发热微恶风寒，有汗不出，头痛鼻塞，口干微渴，咽红肿痛等症。

 ### 清气化痰蜜茶调治咽痛

◎ 百药煎 30 克，细茶 30 克，荆芥穗 15 克，海螵蛸 3 克，蜂蜜适量。用法：上药研细末为丸，每次 3 克，加蜂蜜沸水泡。功效：润肺，化痰，止咳。用于咳嗽痰多或咳痰不爽等。（《本草纲目》）

注：百药煎为五倍子同茶叶等经发酵制成的块状物。味酸、涩、微甘，性平。其功效有：润肺化痰，止血止泻，解热生津。主治：久咳劳嗽，咽痛，口疮，牙疳，便血，血痢，泄泻，脱肛，暑热口渴等。

 ### 谷精蜜茶辅治偏头痛

◎ 绿茶 2 克，谷精草 10 克，蜂蜜 25 克。先把绿茶、谷精草一起放进砂锅中，加水 500 毫升，先用大火烧沸，再转小火煎 15 分钟，去渣取汁，加入蜂蜜调匀即可。每日 1 剂，分 3 次饭后饮服。治疗偏头痛。

 ### 丹参钩藤蜜茶辅治脑震荡头痛

◎ 丹参 12 克，钩藤 9 克，铁观音 6 克。用法一：上药加水适量煎煮 15 分钟，过滤取汁，加入少许蜂蜜，趁热冲泡铁观音不拘时饮用。用法二：上药置于盖碗中，取沸水冲泡，加入少许白糖不拘时代茶饮用。用法三：上药研制成粗末，装入布袋中，沸水冲泡代茶饮用。功效：行气活血，通络安神。用于脑震荡苏醒初期，以头痛、头晕、恶心、呕吐、夜寐不宁等为主症者。

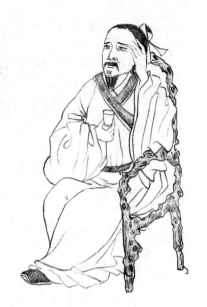

菊花蜜茶辅治风热头痛

◎ 菊花 9～15 克，绿茶 0.5～1 克，蜂蜜 25 克。菊花水煮，加入绿茶、蜂蜜。用法：每日服 1 剂，分 3 次温服。功效：疏风清热。适用于风热头痛者。

下 篇

巧用蜂蜜
治 百 病

巧用蜂蜜治慢性咽炎

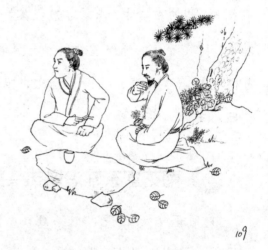

　　慢性咽炎是指慢性感染所引起的弥漫性咽部病变。多发生于成年人，常伴有其他上呼吸道疾病。常因急性咽炎反复发作、鼻炎、鼻窦炎的脓液刺激咽部，或鼻塞而张口呼吸，导致本病发生。慢性咽炎与吸烟有一定的关系，对吸烟者要治疗应先从戒烟开始。

　　慢性咽炎是黏膜慢性炎，以咽部不适、发干、有异物感或轻度疼痛、干咳、恶心，咽部充血呈暗红色，咽后壁可见淋巴滤泡等为主要临床表现。慢性咽炎患者，因咽部分泌物增多，故常伴有清嗓动作，吐白色痰液。

🌸 乌梅豆根蜜茶治慢性咽炎

◎ 乌梅 30 克，山豆根 18 克，桂枝 18 克，紫菀 15 克，白糖 250 克，蜂蜜 250 克。用法：将前 4 味中药共研细粉过罗，与白糖拌匀，蜂蜜加热后，与上药共搅拌均匀即可，每日 3 次，每次口服半食匙。功效：止咳化痰，利咽止痛。表现为以咽喉疼痛、咽痒、阵发咳嗽为主，或咽喉干燥，痰多。据冯殿卿在《山东中医杂志》1989 年第 4 期上报道，此为作者一友人家传验方，数年来，采用本方治愈慢性咽炎 20 多例。

蜂蜜药茶辅治慢性咽炎

◎ 茶叶、蜂蜜各适量。将茶叶用小纱布袋装好，置于杯中，用沸水泡茶，凉后加蜂蜜搅匀，每隔 30 分钟，用此溶液漱口并咽下，见效后连用 3 日。功效：养阴清肺，润喉利咽。适用于慢性咽炎，咽中不适，微痛干痒，干咳无痰或痰少而黏，症状在午后更明显。

橄榄胖大海蜜茶辅治慢性咽炎

◎ 橄榄 3 克，胖大海 3 枚，绿茶 3 克，蜂蜜 1 匙。先将橄榄放入清水中煮片刻，然后冲泡胖大海及绿茶，盖上杯盖。等待片刻后，入蜂蜜调匀，徐徐饮之。每日 1～2 剂。能清热解毒，利咽润喉。主治慢性咽喉炎，咽喉干燥不舒，或声音嘶哑等属阴虚燥热证者。

按：方中橄榄清热解毒，化痰利咽。胖大海清肺利咽，《本草正义》

说它"善于开宣肺气，并能通泄皮毛""开音治喑，爽漱豁痰。"上二味均为治咽喉疾病之要药。绿茶既能解毒降火，又能生津润喉。蜂蜜解毒润肺，《本经》说它"安五脏诸不足，益气补中，止痛，解毒，除众病，和百药。"《本草纲目》说："蜂蜜入药之功有五：清热也；补中也；解毒也；润燥也；止痛也。"诸药合用，清热润燥，利咽开音，确为治疗慢性咽喉炎的上好茶剂。

玄参甘桔蜜饮治慢性咽炎

◎ 玄参 15 克，麦冬 15 克，桔梗 15 克，胖大海 10 克，甘草 10 克，板蓝根 20 克，山豆根 15 克，蜂蜜 50 克。将上述中药（除蜂蜜外）用 1000 毫升的冷水浸泡 20 分钟，然后煎煮 30 分钟，将药汁倒入盛有蜂蜜的杯子里分 3 次服用。也可将煎好的药汁与蜂蜜混合装入保温杯中，代茶水慢慢含服。每天 1 剂。7 天为 1 个疗程。可连服 2 ～ 3 个疗程。有养阴清热、利咽止痛之功效。适宜于慢性咽炎，症见咽喉红肿、疼痛、干燥、声音嘶哑者。

甘萝银竹蜜汤治发热咽痛

◎ 甘蔗、萝卜各 500 克，金银花 10 克，竹叶 5 克，蜂蜜 20 克。

前四味药加水共煎，去渣取汁，调入蜂蜜，当茶饮，每天 3 次。适用于急性咽喉炎发热咽痛者。

 ## 荸荠萝卜蜜汁治咽喉炎肿痛

◎ 荸荠、鲜萝卜各 500 克，蜂蜜 30 克。将荸荠洗净去皮，鲜萝卜洗净切块，同放入榨汁机内搅拌成汁，调入蜂蜜。每日饮汁数小杯，连服 3～5 日。它可以清热利咽，开音化痰。适用于咽喉肿痛、声嘶、目赤等症。

下 篇

巧用蜂蜜
治 百 病

巧用蜂蜜治失眠

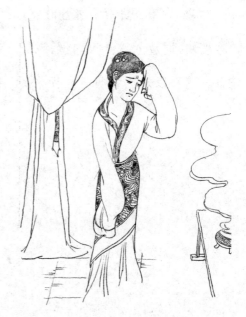

　　失眠是指无法入睡或无法保持睡眠状态，导致睡眠不足，又称入睡和维持睡眠障碍。中医学又称其为：不寐、不得眠、不得卧、目不瞑，是以经常不能获得正常睡眠为特征的一种病证，为各种原因引起入睡困难、睡眠深度和（或）频度过短、早醒及睡眠时间不足或质量差等症状。常导致失眠的原因有环境原因、个体因素、躯体原因、精神因素、情绪因素等。根据中医学理论，失眠的原因主要为脏腑功能紊乱，尤其是心的温阳功能与肾的滋阴功能不能协调、气血亏虚、阴阳失调等。所以避免失眠应少喝妨碍睡眠的咖啡和茶，少喝酒，或者利用音乐睡眠仪等方法进行调适。

大枣桂圆蜂蜜汤治失眠

◎ 大枣 20 克，龙眼干 20 个，蜂蜜少许。上药放入锅内添水 2 杯，弱火熬，当茶饮，使人睡得香甜。

 ## 甘麦大枣汤治失眠

◎ 大枣 15 枚，小麦 30 克，甘草 10 克，蜂蜜适量。大枣去核，与其他药物一同放入砂锅中，加适量水，大火煮沸后继续用小火煮 15 分钟，滤过煎汁，加入蜂蜜，吃枣，饮汤。每日 1 剂，早、晚分服。连服 10 日为 1 个疗程。此方具有养心安神，和中缓急之功，可治疗精神恍惚、心烦、睡眠不宁、失眠与癔症等症。现代医学研究发现，此汤对有睡眠不佳的亚健康者，尤其是更年期综合征者效果明显。长期服用对贫血、血小板减少性紫癜、妇女更年期多汗、心神不定、情绪不易控制等症状均有调补作用。

按：小麦性味甘凉，养肝补心，除烦安神；甘草甘平，补养心气，和中缓急；大枣甘温质润，益气和中，润燥缓急。

百合二仁大枣蜜治失眠

◎ 百合（干）50 克，柏子仁 10 克，酸枣仁 20 克，大枣 15 克，蜂蜜 30 克。取百合、柏子仁、酸枣仁加入砂锅水煎 2 次，去渣，合为一大碗；加大枣和水 200 毫升，小火煎 30 分钟；离火，加蜂蜜搅匀即成。本方养心安神，润肺健脾，对失眠伴有心烦、汗出、心悸、健忘者疗效佳。

按：百合能养阴润肺、清心安神；柏子仁能养心安神、润肠通便；酸枣仁能养心安神、柔肝敛汗；大枣、蜂蜜有健脾安神的作用。五种原料配伍使用，具有润肺、养心、柔肝、健脾的功效，可以收到安神催眠的效果。

黄花合欢大枣蜜汤治失眠

◎ 黄花菜 30 克，合欢花 10 克，大枣 10 枚，蜂蜜适量。将黄花菜洗净，与合欢花共入锅内，水煎去渣取汁，再与大枣共炖熟，调入蜂蜜即成。每日 1～2 次，连服 7～10 天。本方除烦解郁安神，适用于肝气不疏引起的惊悸、失眠。

蜂蜜大枣膏治失眠

◎ 用鲜大枣 1000 克，洗净去核取肉捣烂，加适量水用小火煎，过滤取汁，混入 500 克蜂蜜，于火上调匀制成枣膏，装瓶备用。每次服 15 毫升，每日 2 次，连续服完，可防治失眠。

按：大枣具有镇静的作用，可以缓解精神紧张、心中烦乱、失眠或一般更年期综合征，治疗抑郁症。对于生活在压力中的现代人来说，大枣是完全无不良反应的天然神经镇静药物。

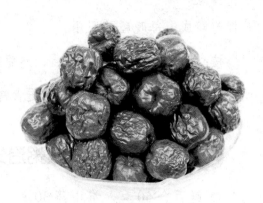

大枣中所含的黄酮类化合物（黄酮 - 双 - 葡萄糖苷 A）有镇静、催眠和降血压的作用，其中被分离出的柚配质 C 糖苷类有中枢神经抑制作用，即降低自发运动及刺激反射作用、强直木僵作用。因此，大枣具有安神、镇静之功。

鲜花生叶蜜汤治失眠

◎ 鲜花生叶 15 克，赤小豆 30 克，蜂蜜 2 汤匙。将花生叶、赤小豆洗净，放入锅内，加水适量煎煮为汤，弃花生叶，调入蜂蜜，饮汤食豆。此为 1 日量，分 2 次饮服。这款药膳有养血安神的功效，适用于神经衰弱、失眠多梦者。

蜂蜜藕粉治失眠

◎ 藕粉 50 克，加水 200 毫升，小火煮沸成羹，再加入蜂蜜 30 毫升搅匀即成。每晚睡前服用。

按：蜂蜜中含有多种矿物质、葡萄糖、维生素、活性酶等元素，能够调节神经系统、促进睡眠。因此，进食蜂蜜藕粉可以起到促进睡眠的作用。

百合淮山莲子蜜粥治失眠

◎ 鲜百合50克，淮山药30克，莲子15克，大枣10枚（去核），粳米60克，煮粥。入蜂蜜调食，每日1次。功效：养阴安神。适用于肝肾阴虚型脏躁证，症见心神不宁，精神恍惚，多呵欠，喜悲伤欲哭，以及心悸，失眠，自汗。

丹参钩藤蜜茶辅治脑震荡夜寐不宁

◎ 丹参12克，钩藤9克，铁观音6克，蜂蜜1汤勺。用法一：上药加水适量煎煮15分钟，过滤取汁，加入蜂蜜，趁热冲泡铁观音，不拘时饮用。用法二：上药置于盖碗中，取沸水冲泡，加入少许蜂蜜，不拘时代茶饮用。用法三：上药研制成粗末，装入布袋中，沸水冲泡，代茶饮用，可加蜜。功效：行气活血，通络安神。用于脑震荡苏醒初期，以头痛、头晕、恶心、呕吐、夜寐不宁等为主症者。

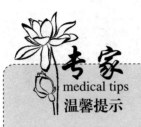

专家
medical tips
温馨提示

　　享有良好的睡眠质量，需要消除各种思想负担，避免各种精神刺激。睡眠环境宜舒适、安静。室内光线柔和，冷暖适宜。养成良好的生活习惯和正常的睡眠习惯。作息有序、起居有节。睡前忌服兴奋性饮料（如酒、浓茶、咖啡等）。

下 篇

巧用蜂蜜
治 百 病

巧用蜂蜜治血证

清气化痰蜜茶清肺止血

◎ 百药煎 30 克,细茶 30 克,荆芥穗 15 克,海螵蛸 3 克,蜂蜜适量。

用法:前四味药研细末为丸,每次 3 克,加蜂蜜沸水泡。功效:润肺,化痰,止咳,止血。用于调治咳嗽痰多或咳痰不爽,咳嗽咯血,便血等病症。(《本草纲目》)

注:百药煎为五倍子同茶叶等经发酵制成的块状物。味酸、涩、微甘,性平,功效:润肺化痰,止血止泻,解热生津。主治:久咳劳嗽,咽痛,口疮,牙疳,便血,血痢,泄泻,脱肛,暑热口渴等。

槐花蜜茶治痔疮出血

◎ 槐花 10 克,蜂蜜 20 克,绿茶 2 克。将槐花和茶叶用沸水冲泡后,入蜂蜜令溶,代茶频饮。每日 1 剂。功能清热润肠,凉血止血。适用于痔疮出血及大便干结,腹胀而痛,口干口苦,面红身热,或大便带血之老年性或习惯性便秘。

按：方中槐花味苦微寒、归肝和大肠经，有凉血止血之功，生用可降低血压和改善毛细血管脆性，并有抗炎、抑菌作用。蜂蜜性甘平，可补中缓急，润肺止咳，滑肠通便，多用于脾胃虚弱、倦怠食少、脘腹作胀、大便秘结等症。蜂蜜的药理作用：对痔疮创面有收涩、营养和促进愈合的作用；有润滑性缓泻作用。

 ## 白及蜜粥治胃及十二指肠溃疡出血

◎ 白及粉 15 克，糯米 100 克，大枣 5 枚，蜂蜜 25 克。用糯米、大枣、蜂蜜加水煮，至粥将熟时，将白及粉加入粥中，改小火稍煮片刻，待粥汤黏稠即可。每日 2 次，温热服食。10 天为 1 个疗程。功效：止血，养胃生肌。适用于胃及十二指肠溃疡出血及咯血者。

五汁蜜膏治肺结核咳嗽咯血

◎ 鲜藕汁、秋梨汁、白果汁、甘蔗汁、山药汁、霜柿饼、生核桃仁、蜂蜜各 120 克。制法：先将需取汁的药物取足量汁水，再将柿霜饼捣如膏，生核桃仁捣如泥，将蜂蜜溶化稀释，与柿饼膏、核桃泥、山药汁一起搅匀，微微加热，混合后，离火稍凉，趁温热（勿过热）将其余 4 汁加入，用力搅匀，用瓷瓶收储。用法：每次服 2 汤匙，每日 3 ～ 4 次。

本方清虚热，止咳止血，适用于肺结核属肺阴虚者。

荷叶藕节蜂蜜煎治内痔便血

◎ 鲜荷叶30克，鲜藕节200克，蜂蜜50克。制法：荷叶洗净剪去边缘和蒂，藕节洗净捣碎，同入砂锅内，加水500毫升，煎至300毫升，去渣留汁。用汁冲入蜂蜜中，饮服。每日服3次，每次100毫升。功效：荷叶清热去湿，藕节止血散瘀，二药合用其效更佳。适用于调治疮疔肿毒，内外痔等症。

藕汁蜜糖露治鼻出血

◎ 鲜藕汁150克，蜂蜜30克。将藕汁和蜂蜜调匀后即可内服。功效：清热凉血止血。对血热妄行的鼻出血，效果明显。每天2次，连服数天。

巧用蜂蜜治杂症精方选粹

蜂蜜花茶防治小儿惊风

◎木芙蓉花 10 克,蜂蜜 30 毫升,绿茶 1.0 克。将木芙蓉花放入锅中,加入适量清水,煎沸 5 分钟,然后调入蜂蜜和绿茶,稍煎片刻即可出锅。每日 1 剂,分 3 次温服。功能:清热镇惊。主治:小儿惊风。

芝麻蜜奶治抑郁症

◎黑芝麻 150 克,蜂蜜 100 毫升,牛奶 150 毫升,芝麻油 100 毫升,大茴香 12 克,小茴香 12 克,核桃仁 100 克,冰糖 100 克。制用法:将芝麻、大茴香、小茴香、核桃一同研为细末,放入锅中,加入适量清水,先用中火熬至沸,然后调入蜂蜜、冰糖、芝麻油、牛奶,改用文火炖 2 小时左右。每次服用 1 小杯,每日 3 次。功能:养心健脑,润燥安神。主治:抑郁症。

生姜蜜羹治呕吐

◎蜂蜜 30 克,生姜 15 克,糯米 30 克。将生姜捣烂,裹入纱布中,双手拧挤绞取姜汁。将糯米研为细末，家中备有糯米粉则更方便。再将糯米粉末、姜汁、蜂蜜一同放入碗中，搅拌均匀，冲入适量沸水，再调匀即可。每日1剂，不拘时分2次服。功能：开胃止呕。主治：呕吐、不思饮食。

🌸 大蒜蜂蜜治粉刺

◎大蒜100克，蜂蜜300克。将大蒜去皮，清洗干净，放入干净的广口瓶中，再将蜂蜜缓缓倒入其中，然后将瓶子密封，置于干燥背光、通风处15～30天，至大蒜颜色变暗、蒜味完全被蜂蜜吸收。每次饮用10毫升，每日2次。每日饮用充分浸泡过的大蒜蜂蜜，对粉刺（痤疮、青春痘）有神奇的防治作用，您不妨试一试。

🌸 藕萝蜂蜜饮治湿疹

◎鲜藕、白萝卜各100克，蜂蜜30毫升。将鲜藕、白萝卜洗净去皮，榨取汁液，然后调入蜂蜜，搅拌均匀即可饮用。每次随饮随榨，每日饮用2次。功效：凉血润肠，止血透疹。适用于血虚风燥型湿疹。

🌸 蜜制活血膏防治皮肤瘙痒

◎益母草、红花、栀子、杏仁、荆芥、防风、地肤子、白鲜皮各15克，蜂蜜适量。将诸药材一同研为细末，每次取药末 30 克，用蜂蜜调为膏状，分别敷于足底涌泉穴的肚脐上（神阙穴），外用胶布固定。每日换药 1 次，5 日为 1 个疗程。功能：活血化瘀，润肤止痒。主治：皮肤瘙痒症。

 ## 常饮蜂蜜健齿护齿

研究表明，蜂蜜中的糖分有助于细菌的形成，从而导致龋齿的传统说法是不正确的。蜂蜜中含有一种酶，它可以产生一种氧化水，这是一种能抑制损害牙齿和造成龋齿的细菌活动的主要成分。不过，蜂蜜的种类相当多，各种蜂蜜的抗菌能力差异很大，有的差异在 100 倍以上。

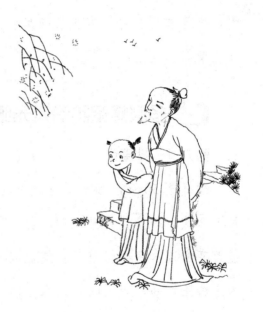

蜂蜜具有较强的抗菌能力，能迅速清除牙齿受损部位的细菌，并起到消炎、镇痛的作用。蜂蜜不仅可以抑制造成龋齿的细菌的生长，而且能减少酸类物质的数量。这样就能阻止细菌制造葡聚糖。葡聚糖是细菌生产的一种多糖，它可以沾在牙齿的表面，时间一久就会形成破坏牙齿珐琅质的板状物。这种板状物破坏牙齿表面的组织，易导致牙齿松动和脱落。

 ## 敷蜂房灰可治龋齿

◎蜂房 30 克，酒精 100 毫升。将蜂房放入酒精中，然后将酒精点燃，烧为灰烬。每次取少量蜂房灰涂于龋齿上即可。功效：收敛止痛，杀虫解毒。主治：龋齿。

 ## 多服蜂蜜防治青光眼

验方1　蜂蜜饮

◎蜂蜜 50 克，加水适量饮用，每日 2 次。蜂蜜作为高渗剂，服后能改变血液和房水渗透压，使血液内渗透压增高，以吸收眼内水分而使眼压下降。治疗急性闭角型青光眼，急性发作期有明显的降眼压和通大便的作用。若为慢性青光眼患

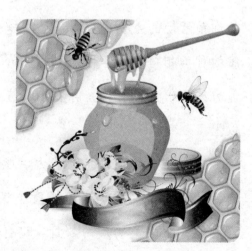

者且眼压持续偏高，则每日用 50 毫升蜂蜜冲水饮用。

验方2 丝瓜花蜜饮

◎洁净的丝瓜花10克,放入瓷杯中,以沸水冲泡,盖盖温浸10分钟,再调入蜂蜜适量,趁热顿服,每日2～3次。有清热解毒、降眼压之功效,可治开角型青光眼。

验方3 葡萄姜蜜汁

◎新鲜葡萄、生姜洗净,分别捣碎或切碎,用洁净的纱布备用,再以沸水冲浸浓绿茶1杯,兑入葡萄汁和姜汁各50毫升、蜂蜜适量,趁热顿服。有补气健脾的功效,可治疗开角型青光眼。

验方4 桑椹蜜膏

◎鲜桑椹子1000克（或干品500克）洗净。加水适量煎煮,每30分钟取煎液1次,加水适量再煎,共取煎液2次,合并煎液,以小火煎熬至较稠时,加蜂蜜300克,到

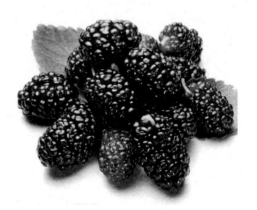

沸停火,待冷收藏备用。服法：每次1汤匙,以沸水冲化饮用,每日2次。有滋补肝肾、聪耳明目的功效,可治开角型青光眼。

此外,在泡绿茶或红茶时,调入蜂蜜适量,配成绿茶蜜饮或红茶

蜜饮，均可用于防治青光眼。

三黄蜂房油防治疔疮

◎野蜂房12克，黄芩、黄柏、黄连各6克，豆油5毫升。将上述4味药共研为细末，用豆油搅拌均匀，调成糊状，敷于患处，外用胶布固定。每日换药1次。功能：清热解毒，排脓消痈。主治：疔疮。

《千家妙方》系列科普书火爆热卖

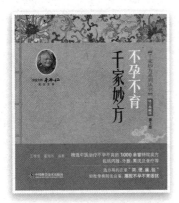

不孕不育
千家妙方

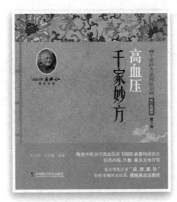

高血压
千家妙方

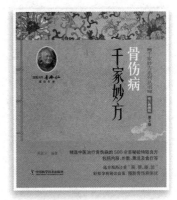

骨伤病
千家妙方

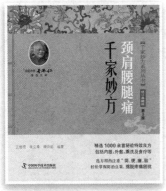

颈肩腰腿痛
千家妙方

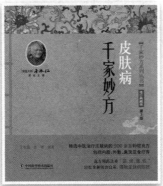

皮肤病
千家妙方

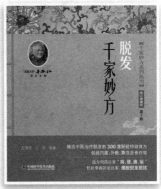

脱发
千家妙方

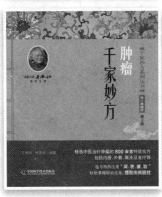

肿瘤
千家妙方

巧用千家验方　妙治各科百病

《颈肩腰腿痛千家妙方》

《不孕不育千家妙方》

《高血压千家妙方》

《骨伤病千家妙方》

《皮肤病千家妙方》

《肿瘤千家妙方》

《脱发千家妙方》

《食物妙用》系列科普书火爆热卖

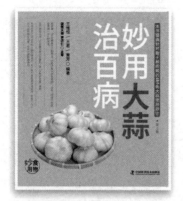
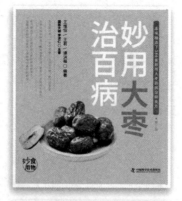
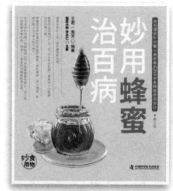

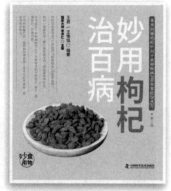
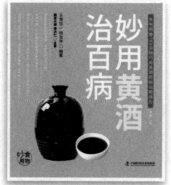
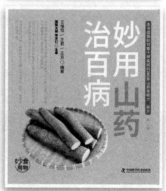

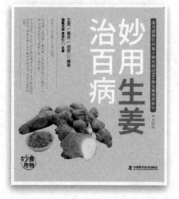

妙食用物

药食同源，食疗妙方数百首
食养为先，巧用食物治百病

《妙用大蒜治百病》　　　《妙用大枣治百病》

《妙用蜂蜜治百病》　　　《妙用枸杞治百病》

《妙用黄酒治百病》

《妙用山药治百病》

《妙用生姜治百病》